Daniel Hell

Depression

Das Buch

Rund 20 Prozent aller Menschen sind in ihrem Leben mindestens einmal von einer Depression betroffen. Auch wer nicht selbst darunter leidet, kennt doch vielfach andere, die depressionserfahren sind. Entsprechend groß ist das öffentliche Interesse an einem Leiden, das mitunter bereits als »neue Volkskrankheit« bezeichnet wird – entsprechend vielfältig sind auch die Informationen, die über Depressionen im Umlauf sind und sich verfestigen zu Meinungen, die schlimmstenfalls den Betroffenen Schaden zufügen können – etwa dann, wenn Depressionen als »ohnehin unheilbar« verstanden werden oder als ein Leiden, an dem man doch auf irgendeine Weise auch selbst »schuld« ist. Daniel Hell, langjähriger Direktor der Zürcher Universitätsklinik für Psychiatrie sowie erfahrener Psychiater und Psychotherapeut, geht einer Reihe verbreiteter Auffassungen nach und stellt klar, was daran stimmt … und was nicht. So wird deutlich, was wir derzeit über Depressionen gesichert wissen und was in den Bereich des Hypothetischen gehört. Wissen, was wichtig ist: Das ermöglicht einen geschärften Blick auf das, was man hört, liest und erfährt, und bildet die Grundlage für informierte Entscheidungen.

Der Autor

Daniel Hell, emeritierter Professor für Klinische Psychiatrie an der Universität Zürich, von 1991 bis 2009 Direktor der Psychiatrischen Universitätsklinik Zürich. Seit 2009 an der Privatklinik Hohenegg in der Schweiz tätig. Zahlreiche Publikationen, intensive Vortragstätigkeit. Bei Herder: Die Sprache der Seele verstehen. Die Wüstenväter als Therapeuten; Leben als Geschenk und Antwort. Weisheiten der Wüstenväter; Seelenhunger. Vom Sinn der Gefühle; Die Wiederkehr der Seele. Wir sind mehr als Gehirn und Geist.

Daniel Hell

Depression

Wissen, was stimmt

KREUZ

Neuausgabe

Titel der Originalausgabe: Depression. Was stimmt? Die wichtigsten Antworten
© Verlag Kreuz GmbH, Freiburg im Breisgau 2007
ISBN 978-3-451-05817-2

© KREUZ VERLAG
in der Herder Verlag GmbH, Freiburg im Breisgau 2015
Alle Rechte vorbehalten
www.kreuz-verlag.de

Umschlaggestaltung: Sabine Kwauka
Umschlagmotiv: © shutterstock

Satz: Arnold & Domnick, Leipzig
Herstellung: CPI books GmbH, Leck

Printed in Germany

ISBN 978-3-451-61365-4

Inhalt

Einleitung

Depression gilt heute als Volkskrankheit. Das war nicht immer so. Ob Depressionen in den letzten Jahrzehnten wirklich zugenommen haben, ist wissenschaftlich umstritten. Sicher hat aber die Wahrnehmung depressiver Phänomene in der Bevölkerung stark zugenommen. Dies hat auch zu vermehrten Vorurteilen über Depressionen geführt. Vorurteile sind voreilige und ungeprüfte Annahmen. Sie sollen in diesem Buch mit dem heutigen Wissen über Depressionen konfrontiert werden.

Ursprung des Wortes

Jedes der Kapitel geht von einem dieser vielen Vorurteile aus, das in den Überschriften (z. B. »Depression ist Traurigkeit«) zum Ausdruck kommt. Darauf folgt jeweils die Richtigstellung.

Depression ist kein neues Phänomen. Seit es schriftliche Zeugnisse gibt, finden sich auch Hinweise, dass Menschen an Depressionen gelitten haben (etwa König Saul in der Bibel). Aber das Verständnis und die Bezeichnung dieser Zustände haben sich immer wieder verändert.

Depressiv ist ein Wort des 20. Jh. Es leitet sich vom französischen »dépressif« ab, was so viel wie niederdrückend meint. Wenig älter ist der deutsche Ausdruck Depression, der ebenfalls ein französisches Lehnwort darstellt und die lateinische Wurzel »depressio« (von deprimere: niederdrücken) enthält. Wer depressiv ist oder an einer Depression leidet, ist also in seiner Stimmung bedrückt. Er fühlt sich niedergeschlagen.

Dem Wortsinn nach ist auch der deprimierte Mensch bedrückt und entmutigt. Deprimiert leitet sich vom gleichen lateinischen Wortstamm ab und wurde schon im 18. Jh. in die deutsche Sprache eingeführt, aber nicht mit dem späteren Krankheitsbegriff Depression gleichgesetzt. Bis heute blieb »deprimiert« ein Wort der Alltags- und Umgangssprache, während Depression zu einem medizinischen Krankheitsbegriff wurde.

Wer bedrückt ist, ist in der Regel auch mutlos. Er befindet sich in einem Stimmungstief. Sein Gemüt, sein Mut (althochdeutsch Muot, englisch mood) ist herabgestimmt. Das kann verständlich und sinnvoll sein. Es kann aber auch überaus gefährlich werden. Im ersten Fall zeigt die Bedrücktheit eine Überforderung oder große Erschöpftheit an. Sie kann als Hinweis auf eine nötige Pause verstanden werden. Anders im zweiten Fall. Hier sprengt das Ausmaß der Bedrückung den Alltagsrahmen. Es führt zu einer Beeinträchtigung des psychischen und sozialen Lebens und kann einen Menschen völlig lahmlegen.

Bedrücktheit und Niedergeschlagenheit gehören wie Angst und Schmerz zum menschlichen Leben. Man kann nicht einfach über sie hinwegsehen. Sie können Sinn machen und wie ein Sensor eine seelische Verletzung anzeigen. Sie können aber auch

Wer bedrückt ist, ist auch mutlos

Niedergeschlagenheit: Teil des menschlichen Lebens

EINLEITUNG

zum Trauma werden, wenn sie sich verselbstständigen. Ihre Doppelgesichtigkeit kann verwirren. Einerseits sind sie existenziell so bedeutsam wie das Dunkel der Nacht oder die Kälte des Winters. Andererseits können sie so krank machend sein wie eine Infektion oder eine Stoffwechselstörung. Sie reichen vom Gesunden ins Kranke, vom Lebensnotwendigen ins Lebensfeindliche. Das macht sie so herausfordernd. Wird Bedrücktheit nur dem Pol des Krankhaften zugeschlagen, wird damit eine Grundlage des menschlichen Lebens infrage gestellt. Wird sie nur als notwendige Ergänzung des Wohlbefindens gesehen – wie die Nacht die Tageshelle notwendig macht –, übersieht man ihre destruktive Gewalt. Es ist also nicht damit getan, nur die eine Seite ihrer Janusköpfigkeit zu sehen und über ihre spannungsgeladene Vielschichtigkeit wohlgemut hinwegzuschreiten. Manch Unglück wird nicht dadurch erleichtert, dass es ans Licht gezerrt wird. Allzu grelles Licht kann einem bedrückten Menschen auch zur Hölle werden. Umgekehrt wird das Dunkel meist besser erträglich, wenn das Licht am Ende des Tunnels erahnbar ist.

Beim Schreiben dieses Buches habe ich versucht, der Versuchung der Einseitigkeit standzuhalten und das Kind – das Leiden – nicht mit dem Bade – der Krankheit – auszuschütten. Nicht jeder, der niedergeschlagen und erschöpft ist, ist auch krank. Umgekehrt kann aber – wenn ungünstige Bedingungen vorliegen – eine depressive Erkrankung aus alltäglichen Sorgen heraus entstehen. Depressives Leiden ist besser zu verstehen und auch besser zu behandeln, wenn dem Bedrücktsein nicht von vornherein jeder sinnvolle Zusammenhang mit dem Leben genommen wird.

Deprimiertheit kann Sinn machen

Auch Deprimiertheit und Antriebshemmung können in aussichtslosen Lebenssituationen Sinn machen, wenn jeder unbedachte Schritt und erst recht jedes Umsichschlagen die aktuelle Gefährdung eines Menschen – angesichts momentan unlösbarer zwischenmenschlicher oder persönlicher Probleme – noch vergrößert. Was grundsätzlich Sinn macht, kann aber in bestimmten Lebenssituationen zum Problem werden – weil eventuell der Körper zu stark und anhaltend depressiv reagiert, weil jemand aus psychologischen Gründen jede Art von Bedrücktheit als Schwäche ablehnt oder weil Angehörige kritisch oder zu fürsorglich reagieren. Diese verschiedenen körperlichen, psychologischen und sozialen Faktoren können im Einzelfall auch ungünstig zusammenwirken.

Depression ist trotz äußerer Starre dynamisch

Das depressive Geschehen ist aber nicht eindimensional. Trotz äußerer Starre ist es voller Dynamik. Deshalb greifen einfache, monokausale Erklärungen meist zu kurz. Hüten muss man sich dort, wo unpersönliche Interessen im Spiel sind, etwa Marketingstrategien oder gesundheitspolitische Interessen einzelner Gruppierungen. Aber auch Eltern, Partner und Freunde können aus Eigeninteresse eine bestimmte Sichtweise nahelegen, weil ihnen eine andere unangenehm oder belastend erscheint. Nicht zuletzt führen kulturelle und gesellschaftliche Umstände dazu, dass ein bestimmtes Depressi-

Kulturelle Bedingungen des Depressionsverständnisses

onsverständnis in den Vordergrund rückt. Dadurch werden Vorurteile verstärkt. Sie dienen nicht selten zur Schuldentlastung der einen und zur Schuldzuschreibung an andere. Solche geläufigen Vorurteile werden in diesem Buch, wie bereits aufgeführt, als Kapitelüberschriften benützt. Das erlaubt mir, diesen Vorurteilen Kapitel für Kapitel die bekannten Fakten entgegenzuhalten. Dadurch wird das Bild der Depression vielschichtiger und facettenreicher. Es geschieht – so hoffe ich – nicht auf Kosten der Klarheit.

Dieses Buch entstand ursprünglich auf Anregung des Verlags Herder, insbesondere auf Initiative von Herrn Dr. Rudolf Walter und Frau Judith Mark. Es erlaubte mir, das depressive Geschehen von einer anderen Seite zu beleuchten, als ich es bisher – z. B. in meinem Buch »Welchen Sinn macht Depression?« – tat. Von Vorurteilen und Halbwahrheiten auszugehen, um Depressionen ins richtige Licht zu rücken, hat sich für mich als stimulierende Vorgehensweise entpuppt. Dabei war mir Frau Dr. Jacqueline Dutli eine große Hilfe.

Seither sind mehrere Jahre vergangen. Auch sind in dieser Zeit einige unveränderte Auflagen dieses Werkes erschienen. Deshalb ergriff ich gerne die Chance, die mir der Kreuz Verlag gab, das Buch inhaltlich zu erweitern und zu aktualisieren. Bei dieser Aufgabe hat mich die Lektorin Frau Linda Caggegi sehr unterstützt. Herzlichen Dank.

Das Erscheinungsbild

»Depression ist Traurigkeit«

Der Gefühlsverlust in der Depression

Traurigkeit ist ein Grundgefühl, das alle Menschen kennen. Traurigkeit tritt auf, wenn einem Menschen etwas Wichtiges verloren geht. Das kann bei Kindern schon ein Luftballon oder ein Teddybär sein, bei Erwachsenen ein lieber Mensch, eine berufliche Stellung oder eine Idealvorstellung. Traurigkeit bindet. Sie löst bei andern Mitgefühl und Unterstützung aus. Der traurige Ausdruck oder das ergreifende Weinen ist Hinweis dafür, dass jemand Trost und Hilfe braucht.

Tränen sind Zeichen des Lebens. Traurig zu sein setzt Lebenskraft voraus. Wer so erschöpft und bedrückt ist, dass ihm die Vitalität abhandengekommen ist, kann kaum mehr intensivere Traurigkeit empfinden. Seine Tränen stocken. Seine Mimik erstarrt. Die bindende Botschaft der Traurigkeit geht verloren und verkehrt sich in ihr Gegenteil. Der ermattete Mensch mit eingefrorener Mimik wirkt abgewandt, in sich gekehrt, ja mitunter abweisend.

Tränen sind Zeichen des Lebens

So wirken auch depressive Menschen, die den Lebensmut verloren haben, auf andere Menschen. Sie erscheinen schwer erreichbar, wie abgekapselt trotz Hilflosigkeit und Verzweiflung.

Wie kommt es denn dazu, dass die depressive Stimmung so oft mit Traurigkeit verwechselt wird? Dem liegt eine längere Geschichte zugrunde, die hier nur verkürzt dargestellt werden soll.

In der ersten Hälfte des 20. Jh. wurde der Begriff »Depression« vor allem in Zusammenhang mit der manisch-depressiven Erkrankung gebracht, einer relativ seltenen Störung, bei der betriebsame und euphorische (sog. manische) Zeiten mit schwereren depressiven Phasen abwechseln: Weil die Stimmung episodisch zwischen manisch und depressiv schwankt, nennt man diese Erkrankung heute bipolar affektive Störung. Daneben gab es auch den Ausdruck »depressive Neurose«, worunter Verstimmungen infolge innerer Konflikte verstanden wurden. Als eigenständiger Krankheitsbegriff wurde »Depression« aber zunächst selten gebraucht, am ehesten noch als reaktive Depression bei leichteren depressiven Verstimmungen, die als Begleiterscheinung psychischer und körperlicher Belastungen auftraten. Erst im letzten Drittel des 20. Jh.

wurde Depression vermehrt zu einer selbstständigen Krankheitskategorie. Zuerst wurden rein depressive Verläufe von der manisch-depressiven Erkrankung abgegrenzt, also Erkrankungsformen, die revidierend depressiv ohne Manien verlaufen. Dann wurden auch einmalige depressive Episoden, die keine Rückfälle zeigten, als eigenständige Erkrankungen diagnostiziert. Schließlich kamen noch weitere Depressionsverläufe (wie z. B. saisonale Depressionen) hinzu, sodass sich die Depressionsdiagnostik stark ausweitete und verselbstständigte. Dieser Trend verstärkte sich am Ende des 20. Jh. noch durch eine umfassende Reform der diagnostischen Kriterien in der Psychiatrie.

Wurden bis dahin Depressionen nach ihren Ursachen diagnostiziert, also beispielsweise als endogener Prozess wie die manisch-depressive Krankheit oder als neurotischer (bzw. konflikthafter) Prozess wie die depressive Neurose eingeschätzt, so basiert die neue Diagnostik statt auf Ursachen hauptsächlich auf Symptomen wie Bedrücktheit, Interesse- und Freudeverlust oder Antriebsmangel. Damit wurden die früheren Diagnosen »endogene Depression« und »depressive Neurose« hinfällig. Statt dessen diagnostiziert man »depressive Episoden« oder »Dysthymien« als Ausdruck eines bestimmten Symptombildes. Diese symptomorientierte Diagnostik, welche die WHO 1992 in ihrem Diagnosemanual ICD 10 von den Amerikanern übernahm, weitete die Depressionsdiagnostik noch einmal aus. Die Depressionskriterien boten nun auch Platz für freudlose und antriebsarme Missstimmungen, die man zuvor lediglich als unspezifische Begleiterscheinungen psychosozialer oder körperlicher Probleme verstanden hatte. Die Depression wurde zu einer alltäglichen verbreiteten Störung.

Neue diagnostische Kriterien

Aus diesem historischen Zusammenhang heraus ist es verständlich, dass Traurigkeit und Angst als diejenigen Emotionen, die im Alltag unter Belastung am häufigsten auftreten, mit »Depression« in Zusammenhang gebracht wurden. Depression wurde immer häufiger als eine besonders schwere Form der Traurigkeit verstanden.

Im krassen Gegensatz zu dieser Auffassung steht die eingangs dargestellte alte ärztliche Erfahrung, dass Menschen mit besonders schwerem Stimmungstief nur noch selten in der Lage sind zu weinen. Für viele Menschen, die – aus welchen Gründen auch immer – über lange Wochen ein schweres Gemütstief durchmachen, ist es deshalb eine Erlösung, wenn sie wieder in Tränen ausbrechen können.

Zwar gibt es von dieser Regel Ausnahmen. Die Grundbefindlichkeit depressiver Menschen ist aber nicht Traurigkeit, sondern Bedrücktheit und Niedergeschlagenheit. Auch wenn der depressiven Schwere und Freudlosigkeit immer wieder traurige Elemente beigemischt sind, so ist diese verbliebene Emotionalität nicht Ausdruck der Störung, sondern Überrest gesunder Aktivität – gleichsam eine Art Gemütsinsel im depressiven Vakuum. Es gilt, sie nicht zu bekämpfen, sondern als vitales Zeichen eher zu schützen.

Schwer depressive Menschen fühlen sich oft dem Tode näher als dem Leben. Ihre Lebensdynamik ist wie angehalten. Sie erleben ihre Gefühle gedämpft oder wie abgestorben, auch wenn sie innerlich quälend unruhig sein mögen.

Diese Herabgestimmtheit des Erlebens und die Empfindung, keinen Elan bzw. keinen Antrieb zu haben, nimmt die heute geltende Krankheitsdefinition der Weltgesundheitsorganisation (WHO) auf, um depressive Episoden in drei Leitsymptomen zu definieren (vgl. Abb. 1). An erster Stelle steht die depressive oder gedrückte Stimmung, wie sich auch das Wort Depression vom lateinischen Begriff »deprimere« – niederdrücken – ableitet. Als Zweites kommen Interesseverlust bzw. Freudlosigkeit hinzu, als Drittes Antriebsverminderung bzw. erhöhte Ermüdbarkeit.

Die Definition der WHO

Diagnostische Leitlinien der depressiven Episode (nach WHO)
Leitsymptome:

1. Depressive Stimmung: die meiste Zeit des Tages,
    fast jeden Tag, mindestens während zwei Wochen
2. Verlust von Interesse und Freude
3. Verminderter Antrieb oder gesteigerte Ermüdbarkeit

Zusatzsymptome:

1. Verminderte Konzentration und Aufmerksamkeit
2. Vermindertes Selbstwertgefühl und Selbstvertrauen
3. Gefühle von Schuld und Wertlosigkeit (Selbstvorwürfe)
4. Negative und pessimistische Zukunftsperspektiven
5. Suizidgedanken, suizidales Verhalten, erfolgte Selbst-
    verletzung
6. Schlafstörungen
7. Verminderter Appetit

Kern der
Depression:
das kummervolle
Innehalten

Der Kern der depressiven Episode ist also viel stärker durch ein kummervolles Innehalten charakterisiert als durch ergreifende und bewegende Traurigkeit. Auch die weiteren (z. T. fakultativen) Symptome, die nach der WHO das Krankheitsbild abrunden, verstärken den Eindruck von Aktivitätsverlust und Kümmernis (vgl. Abb. 1). Es sind: vermindertes Selbstvertrauen, Gefühle von Schuld und Wertlosigkeit sowie pessimistische Zukunftsperspektiven. Diese Zusatzsymptome tragen dazu bei, dass die Motivation zu handeln im depressiven Zustand weiter sinkt. Auch Schlaf- und Appetitstörungen vergrößern die Antriebsschwäche und Erschöpfung.

Das Vollbild depressiver Bedrücktheit führt zu Lebensüberdruss und Hoffnungslosigkeit. Todeswünsche und Suizidgedanken können die Folgen sein. Sie machen deutlich, dass schwere Depressionen keineswegs harmlos sind. Bis zu 15 Prozent der schwer erkrankten (und meist mehrfach hospitalisierten) depressiven Menschen nehmen sich das Leben. Bei leichteren, ambulant behandelten Depressionskranken ist der Prozentsatz allerdings viel geringer (vgl. dazu den Abschnitt »Depressionen sind tödlich«).

Eigentliches depressives Leiden verändert in tiefgehender Weise den ganzen Menschen: die Gefühle, das Denken und Verhalten sowie die körperlichen Funktionen bis hin zum Stoffwechsel. Die Fähigkeit zum Erleben von Freude erlischt, das Denken wird kreisend, grüblerisch und selbstanklagend. Zahlreiche Betroffene leiden trotz Erschöpfung unter einer permanenten, qualvollen inneren Erregung mit der Unfähigkeit, sich zu entspannen. Unter Umständen treten Wahngedanken oder Sinnestäuschungen – sog. psychotische Symptome – hinzu. Solche schwerst depressiven Menschen sind z.B. der festen Überzeugung zu verarmen, innerlich abzusterben, am Unglück der Welt schuld zu sein, oder sie vernehmen Stimmen, die ihnen ihre angebliche Wertlosigkeit einreden. Diese Schwerkranken bilden aber nur eine kleine Untergruppe in der Gesamtheit depressiver Men-

Eine Depression verändert den ganzen Menschen

schen. Sie stellen die Ausnahme dar, an denen sich das depressive Geschehen besonders deutlich manifestiert.

Bei den meisten depressiven Menschen sind die geschilderten Symptome weniger stark ausgeprägt. Konsequenterweise ist ihr Krankheitsbild auch nicht so auffällig. Das heißt aber nicht, dass sie am depressiven Ausgebremstwerden nicht leiden. Auch leichtere und mittelschwere Krankheitsformen können einen Menschen unsäglich quälen, insbesondere, wenn die Betroffenen sich keine längere Pause leisten können (etwa Mütter mit kleinen Kindern) oder sich aus Pflichtbewusstsein oder Idealvorstellungen gegen die depressive Blockade erfolglos zur Wehr setzen.

Auch leichte Formen der Krankheit sind quälend

Das Leiden eines Menschen ist nicht nur von der Depressionstiefe abhängig. Auch Lebenssituationen und persönliche Einstellungen spielen eine Rolle. In keinem Fall darf aber depressive Not heruntergespielt werden. So entspricht es ärztlicher Erfahrung, dass ein schwer depressiver Mensch bei Depressionsaufhellung noch verzweifelter wirken kann als zuvor. Zudem ist die Leidensfähigkeit von Mensch zu Mensch unterschiedlich groß.

Für die Diagnose einer Depression genügt es nicht, nur einen Fragebogen anzuwenden, der die oben aufgeführten Symptome erfasst. Die Grenze zwischen Deprimiertheit und Depression ist fließend, sodass das Abfragen einzelner Beschwerden ein falsches Bild ergeben kann, denn mit solchen Fra-

Fließende Übergänge zwischen Deprimiertheit und Depression

gebögen werden auch normale Stimmungsschwan-
kungen sowie anhaltende Stimmungsveränderun-
gen leichterer Art erfasst. Es ist deshalb für die
Diagnose einer depressiven Episode zwingend,
dass in einer ausführlichen medizinischen und
psychologischen Untersuchung der Schweregrad
und die Zeitdauer des Stimmungstiefs und seine
innerpsychischen und sozialen Konsequenzen mit
ermittelt werden. Zudem ist auszuschließen, dass
es sich um eine Trauerreaktion, die Folge einer
körperlichen Erkrankung oder um die Konsequenz
eines Missbrauchs von Alkohol, Drogen oder Medikamenten handelt. Bei einem solchen Vorgehen
erhält nur ein Viertel der mit Fragebögen ermit-
telten »depressiven« Personen die Diagnose einer
depressiven Episode.

Eine ausführliche Untersuchung ist erforderlich

Im diagnostischen Prozess ist zu berücksichtigen,
dass die Depression viele Gesichter hat. Mit den
diagnostischen Kriterien der WHO (vgl. Abb. 1)
kann nur der Kern des depressiven Syndroms,
nicht aber die von Person zu Person unterschiedliche Hülle erfasst werden. So einheitlich der depressive Kern erscheint, so vielgestaltig ist die Schale.

Die Depression hat viele Gesichter

Das diagnostische Manual der WHO erlaubt es, das
depressive Geschehen in weitere Subtypen aufzu-
teilen (vgl. Abb. 2). Die dabei aufgeführte manisch-
depressive Erkrankungsform (sog. bipolare affektive Erkrankung) unterscheidet sich in vielerlei
Hinsicht von rein depressiven Störungen und ist
auch nicht in gleicher Weise wie eine depressive
Episode zu behandeln.

Abb. 2

Depressionstypen

1) Episodische Störung (typisch)
vorübergehende, einmal oder rezidivierend auftretende
Erkrankungsform mit typisch depressivem Bild
(z.B. Schlaflosigkeit); meist akut auftretend

2) Atypische Depression
- abendliches Stimmungstief
- Stimmungsaufhellung auf positive Ereignisse
- Schlaf- und Appetitsteigerung

3) Melancholische Depression
mit somatischen Symptomen
- frühmorgendliches Erwachen mit Morgentief, Tages-
rhythmik
- Appetit-, Gewichts- und Libidoverlust

4) Psychotische Depression
über einfühlbare und verständliche Reaktionsweise hin-
ausgehend; mit Wahnideen einhergehend

5) Saisonale Depression
meist auf Wintersaison beschränkte Depression mit häufig gesteigertem Schlaf- und Essbedürfnis

6) Bipolare affektive Störung
im Langzeitverlauf neben depressiven Episoden auch manische Zustände auftretend

7) Dysthymie
mindestens 6 Monate, andauernde leichte depressive Ver
stimmung

Weil es sich bei der manisch-depressiven Erkrankung um eine spezifische Störung handelt, die mit rein depressiven Verläufen nicht zu vergleichen ist, wird sie in diesem Buch nur kurz erwähnt (vgl. Abb. 3).

Nicht vergleichbar: rein depressive Verläufe und manisch-depressive Erkrankung

Abb. 3
Gegenüberstellung depressiver und manischer Symptome

	depressive Symptome	manische Symptome
Stimmung	gesenkt, leer	gehoben, gereizt
Reagibilität	eingeengt	ungezügelt
Angst	stark	fehlend
Antrieb	gehemmt	vermehrt
Denken	verlangsamt	beschleunigt, ideenflüchtig
Sprechtempo	vermindert	vermehrt
Suizidgedanken	häufig	sehr selten
Einstellung	Selbstkritik, verminderter Selbstwert	Kritik an anderen, betonter Selbstwert
Appetit	vermindert	eher vermehrt
Sexualität	vermindert	vermehrt
Schlaf	reduziert (unerwünscht)	reduziert (erwünscht)
Zeitempfinden	auf Vergangenes ausgerichtet	zukunftsorientiert

Der Verlauf der manisch-depressiven Erkrankung ist ungünstiger. Die Wahrscheinlichkeit, dass ein Rückfall auftritt, ist mit 90 Prozent sehr hoch. Männer sind im Unterschied zu reinen Depressionen ebenso häufig betroffen wie Frauen. Die genetische Disposition zur manisch-depressiven Erkrankung ist höher und spezifischer als diejenige zu rein depressiven Störungen. Manische Episoden haben andere und oft sozial weitreichendere Konsequenzen als depressive Episoden, weil manische Menschen überaktiv sind, zu heftigen Gefühlsausbrüchen neigen, sich selber überschätzen und infolge ihres Mangels an Selbstkritik oft Geschäftsabschlüsse tätigen oder andere Verhaltensweisen zeigen, die sie und ihre Familien schädigen.

Dysthymie In analoger Weise findet auch die sog. Dysthymie (die die frühere Diagnose »depressive Neurose« ersetzt hat) als anhaltende leichte depressive Verstimmung nur kurz Erwähnung. Die milden depressiven Symptome, die mindestens sechs Monate anhalten müssen und nicht die Kriterien einer depressiven Episode erfüllen dürfen, sind hier so sehr Teil des Alltagslebens, dass Betroffene sie oft als zu sich gehörig empfinden und unter dem Eindruck stehen, »schon immer so gewesen zu sein«. Erst wenn zu einer solchen anhaltenden leichten Verstimmung eine schwerere depressive Episode hinzukommt, fühlen sich die Betroffenen oft richtig krank.

Auch »depressive Anpassungsstörungen« infolge von Belastungen stellen eine diagnostische Möglichkeit dar. Doch dürfen dabei die Symptome ebenfalls nur leicht ausgeprägt sein. Sonst ist von einer »depressiven Episode« auszugehen.

Das Spektrum der depressiven Störungen umfasst viele Besonderheiten und Verlaufstypen. Die Kernsymptomatik entspricht aber immer einer Empfindung der Hemmung oder Schwere und dem Eindruck der Verlangsamung, also jener leidvollen Grundempfindlichkeit, die auch in den deutschen Worten »Schwermut« und »Schwernehmen« enthalten ist. Das Ausmaß und der zeitliche Verlauf von Bedrücktheit und Antriebslosigkeit entscheidet über den Schweregrad der Erkrankung. Diese Dosierungsregel gilt nur für die depressive Stimmungslage, nicht aber für das Gefühl der Traurigkeit. Hier verhält es sich gerade umgekehrt: Je schwerer eine Depression ist, desto weniger kann (versteckte) Traurigkeit erfahren werden.

Das Spektrum depressiver Störungen

»Depression ist Trägheit oder Faulheit«

Die Aktionshemmung in der Depression

Im Mittelalter wurden Menschen, die träge waren, der sogenannten Akedia – des Überdrusses bzw. der Trägheit – bezichtigt. Akedia wurde als Laster und als eine der sieben Haupt- oder Todsünden betrachtet. Darunter waren nicht wenige Menschen, die an depressiven Verstimmungen litten. Die aufgeklärte Moderne hat sich zwar vom Mittelalter distanziert. Sie hat aber unterschwellig und unbemerkt viele der damaligen Überzeugungen in säkularisierter Form übernommen und weitergetragen. So ist träge zu sein zwar keine Todsünde mehr. Aber den negativen Beigeschmack hat es nicht verloren. Manche Historiker sind sogar der Auffassung, dass mangelnder Leistungswille bzw. Trägheit in der Spätmoderne noch stärker diskriminiert wird, als dies im Mittelalter der Fall war.

Mangelnder Leistungswille: die Todsünde der Spätmoderne?

Zweifelsohne sind depressive Menschen verlangsamt und interessearm und wirken dadurch träge. Sie sind es aber gegen ihren Willen. Nichts wäre ihnen lieber, als aktiv sein zu können. Deshalb ist es nicht nur – auch nach religiöser Auffassung – falsch, sie als schlecht oder sündig zu beurteilen (weil zur christlichen Auffassung von Sünde ein Willensentscheid gehört). Es ist auch widersinnig, an ihren Willen zu appellieren. Dadurch wird ihr Problem, wie wir noch sehen werden, eher größer als kleiner.

Trotzdem werden Depressionen immer wieder mit
willentlicher Trägheit oder Faulheit in Zusammenhang gebracht. Auch in der Spätmoderne besteht
die Gefahr, dass jegliches depressive Geschehen
von vornherein und unbesehen schlecht gemacht
wird. Statt aber eine Depression als Sünde zu dis-
kriminieren, neigt die Moderne dazu, auch leichte
und vorübergehende depressive Leidensformen
zu pathologisieren. Wo Sünde (im religiösen   Von der Sünde
Verständnis) war, ist jetzt Krankheit (in medizi- zur Krankheit
nischem Sinne). Gesundheit wird – etwa von der
WHO – mit völligem Wohlergehen gleichgesetzt,
obwohl gerade ein guter Umgang mit leichterem
depressivem Unwohlsein eine Voraussetzung für
wirkliches Gesunden sein könnte. Gewiss, Depressionen sind sehr ernst zu nehmen. Sie können
sich zu schwersten Krankheiten entwickeln. Das
ist aber kein Grund, jegliches Deprimiertsein und
leichtere depressive Verstimmungen als Ausdruck
eines Krankheitsprozesses einzuschätzen, den es
an der Wurzel auszurotten gilt. Vielmehr wachsen
Depressionen aus gesunden Reaktionsweisen heraus. Dazu gehört normales Deprimiertsein, wenn
jemand ungerecht behandelt, beschämt, psychisch
verletzt oder übermäßig belastet wird.

Es macht Sinn, Demütigungen und Kränkungen   Der Sinn des
sowie Überlastungen nicht einfach wegzustecken   Innehaltens
und so zu tun, als wäre nichts geschehen. Es
scheint sogar evolutionär zweckvoll, wenn ein
Mensch in hilflos machenden und überfordernden
Situationen innehält und sich nicht weiter in ohn-
mächtiger Wut oder erschöpfendem Übereifer ver-

ausgabt, sondern stillhält (»träge« ist) und damit
Energie spart. Der Sinn eines solchen Bremsmanö-
vers zeigt sich besonders deutlich im Burnout-Prozess, wenn ein Mensch aus Überforderung heraus
zum Innehalten gezwungen wird.

In den letzten Jahren ist durch verschiedene Ar-
beitsgruppen – die eigene eingeschlossen – belegt
worden, dass der Schweregrad der psychomotori-
schen Hemmung – also die Verlangsamung im
Denken und Handeln, mithin die depressive »Trägheit« – eng mit der Depressionstiefe zusammenhängt. Je schwerer eine Depression ist, desto stärker ist eine Person im Bewegungsablauf gehemmt
und psychisch gelähmt. »Trägheit« – im Sinne des
Unvermögens zu reagieren und zu handeln – gehört also durchaus zur Depression. Aber eben
nicht als willentliche Entscheidung, sondern als
eine unwillkürliche Reaktionsweise des Organismus, die ein krankhaftes Ausmaß angenommen
hat.

Besonders eindrücklich hat einer meiner Patienten, der Schweizer Filmemacher Rolf Lyssy, die Erfahrung dieser depressiven Hemmung in seinem
Buch »Swiss Paradise« beschrieben. Der erfolgge-
wohnte Künstler – der u. a. den äußerst populären
Film »Die Schweizermacher« realisierte – geriet in
eine schwere Depression, die einen mehrmonati-
gen Aufenthalt in der psychiatrischen Universitätsklinik Zürich nötig machte, als er an einem für
ihn wichtigen Filmprojekt scheiterte. Rolf Lyssy
schildert eindrücklich, wie er trotz vieler Wider-

stände lange Zeit an dem Projekt festhielt. Erst die
zunehmende »depressive Lähmung« hinderte ihm,
an seinem aussichtslos gewordenen Projekt wei-
terzuarbeiten. Schließlich akzeptierte er, dass ihm
die Realisierung dieses Lebensziels versagt blieb.
Sein Buch ist ein eindrückliches und schonungslo-
ses Dokument depressiver Not: »Es war, als ob ich
ständig über die eigene Schulter schauen und jede
Sekunde von neuem über mich selbst erschrecken
würde.« – »Das Lächerlichste auf der Welt: Hörer
abnehmen, Nummer wählen, warten, bis sich am
andern Ende der Leitung eine Stimme meldet. Es
ging nicht. Es ging einfach nicht. Und das zu reali-
sieren war die reinste seelische Folter.«

»Depressive
Lähmung«

Rolf Lyssy schrieb das Buch, nachdem es ihm wieder besser ging und er versuchen konnte, Rück-
schau zu halten und seine Depression autobiogra-
fisch einzuordnen. Er vergleicht das depressive
Geschehen mit einer Krake, die aus der Tiefe auf-
steigt und alle Gefühlszugänge blockiert. Er meint
aber auch: »Ich habe die Depression überstanden
und bin sensibilisiert ... und ich stehe zu meinen
Ängsten.«

Blockade der
Gefühlszugänge

Für depressiv erkrankte Menschen ist es wichtig,
ein Bild, ein Symbol oder eine Vorstellung von dem
zu haben, was ihnen geschieht. Häufig wird depressiven Menschen von Ärzten mitgeteilt, dass
sie an einer Stoffwechselstörung im Gehirn leiden.
Diese (nicht immer korrekte) Erklärung ist zu ra-
tional, um Betroffene emotional zu erreichen. Sie
spricht nicht zu ihren Herzen und entspricht nicht

ihrem Erleben. Was sie erfahren, gleicht eher der bildhaften Erklärung, von ihrem Organismus ausgebremst zu werden. Es ist, als ob der Körper ein reibungsvolles Bremsmanöver eingeleitet habe. Solange sich die Bremse nicht lösen lässt, führt jedes willentliche Ankämpfen nur zu größerer Spannung und Erschöpfung. Es ist, um im Bilde zu bleiben, so, wie wenn bei angezogener Handbremse Gas gegeben wird: Der Motor heult auf, ohne dass sich das Auto vom Fleck bewegt. Mehr Erfolg verspricht, Ruhe zu bewahren, weil sich die angezogene Bremse bei Abkühlung oder Entspannung spontan wieder lösen kann. Meist ist aber ein therapeutischer Eingriff nötig, um die Bremse zu lockern. Weniger mechanistisch ist der Vergleich der depressiven Aktionshemmung mit dem Zustand der Natur im Winter. Viele Säugetiere senken im Winter ihren Stoffwechsel und ihre Aktivität oder machen einen Winterschlaf, um in der Kälte zu überleben. Pflanzen verlieren ihre Blätter und sind erst im Frühling wieder in der Lage, Blätter sprießen zu lassen und zu blühen. Nach überstandenem Winter – so verheißt dieser Vergleich – löst sich auch die depressive Starre wieder, wie Tiere und Pflanzen im Frühling wieder zu neuem Erleben erwachen, ohne dass die winterliche Erstarrung ihnen Schaden zufügen konnte.

Solche gleichnishaften Bilder haben Symbolcharakter und ersetzen keine wissenschaftlichen Erklärungen. Sie stimmen aber recht gut mit biologischen Befunden bei depressiven Personen überein. Darauf soll im Kapitel »Ursachen« näher eingegan-

DAS ERSCHEINUNGSBILD

gen werden. Hier sei nur kurz vermerkt, dass die Muskelkraft von depressiven Menschen entsprechend der Depressionstiefe abnimmt, dass der Gang langsamer, kurzschrittiger und manchmal unsicherer wird, dass die Stimme an Kraft verliert und Mimik und Gestik erstarren. Auch die Haut erschlafft und verliert an elektrischem Widerstand. Die Aktivität des vegetativen Nervensystems erscheint generell herabgesetzt. Neben sexueller Aktivität und Appetit nimmt auch der körperliche Grundumsatz ab, es wird deutlich weniger Zucker verbrannt (was v. a. bei Diabetikern problematisch ist). Insgesamt bewirkt das depressive Geschehen eine Abnahme des Energiehaushaltes und eine Beeinträchtigung der Handlungsbereitschaft und Aktionsfähigkeit.

Handlungsbereitschaft und Aktionsfähigkeit nehmen ab

»Depressive Menschen sind selbstbezogen und destruktiv«

Das negative Denken in der Depression

Depressive Menschen können sich schlecht von dem lösen, was sie umtreibt. So bleiben sie z. B. auf einen schmerzhaften Verlust fixiert. Ihre Gedanken kreisen wie ein Karussell um das Verlorene. Sie haben wenig oder keine Hoffnung, zu einem späteren Zeitpunkt einmal ohne das auszukommen, was sie verloren haben. Dadurch werden ihre Gedanken wie festgehalten. Sie lassen das Vergangene nicht Vergangenheit sein und geben der Zukunft keine Chance. Dieses Unvermögen, loslassen zu können, kann den Eindruck erwecken, dass depressive Menschen selbstbezogen und destruktiv sind.

Die Gedanken kreisen

Kann aber realistisch erwartet werden, dass sich depressive Menschen angesichts der erfahrenen Handlungsunfähigkeit keine Sorgen um sich selbst machen? Darf davon ausgegangen werden, dass sie ihren Blick und ihre Gedanken frei schweifen lassen, wenn sie sich in ihrer Bewegungsfähigkeit eingeschränkt und wie von einer Sorgenlawine zugedeckt fühlen? Manche Psychologen und Psychoanalytikerinnen (wie E. Gut und E. McGrath) haben darauf hingewiesen, dass die Depression zu einer Beschäftigung mit dem eigenen Inneren zwingt, ja diese Wendung nach Innen sogar zum evolutionären Programm der Depression gehöre.

Die Wendung nach innen

Wenn die Außenwelt für jemanden zu belastend ist, kann es unumgänglich sein, bei sich selbst einen Ausweg zu suchen und in kreisenden Erinnerungen und Gedanken ein bisher noch nicht entdecktes Schlupfloch ausfindig zu machen.

Die Gefahr dieses selbstbezogenen Ringens besteht – bei äußerer Immobilität – darin, immer wieder dem Schmerz der psychischen Leere ausgesetzt zu sein und tiefer in den Treibsand der Depression zu versinken. Dann verändert sich das Denken ganz zum Negativen hin. So hat Aaron Beck, der die kognitive Psychotherapie entwickelt hat, das depressive Denken generell als negativ charakterisiert. In der Tat finden sich negative Gedanken vor allem in dreierlei Hinsicht: Erstens bezüglich der eigenen Person (»Ich bin unfähig und wertlos«), zweitens bezüglich der Umwelt (»Die andern verachten mich wegen meiner Schwäche«), drittens bezüglich der Zukunft (»Es gibt keine Chance für mich, es wird sich nichts ändern«). Dieses negative Denken neigt zur Verallgemeinerung, zur sog. Generalisierung. Es wird dann nicht mehr gesehen, was allenfalls noch möglich oder zu verändern wäre. Wie auch eigene Untersuchungen gezeigt haben, ist dieser Pessimismus und Fatalismus im Wesentlichen auf die Depressionszeit beschränkt. Die Abwertung der eigenen Möglichkeiten weicht bei Depressionsaufhellung einer optimistischeren Sichtweise. Denken und Fühlen gehen parallel. Wer sich besser fühlt, denkt auch positiver und umgekehrt. Es ist aber nicht ungefährlich, sich in negative Gedan-

Alles erscheint negativ

Generalisierung

ken zu verlieren. Kommen Selbstvorwürfe hinzu –
etwa der Vorwurf, falsch gehandelt oder eine Ge-
legenheit verpasst zu haben –, geht also Grübeln
in Hadern über, so nimmt der depressive Rückzug
noch zu. In einem solchen Fall besteht das Risiko,
dass sich Betroffene in einen selbst gesponnenen
Kokon einpuppen, aus dem sie sich selber nicht
mehr befreien können. Erst wenn ihnen Erschöpfung und Resignation die Kraft nehmen oder, im
günstigeren Fall, wenn eine therapeutische Befreiung erfolgt, kann das verzweifelte Ringen mit sich
selbst allenfalls ein Ende finden.

Wenn Grübeln zu
Hadern wird

Dass akzeptierendes Nachgeben auch helfen kann,
erscheint nur so lange paradox, wie der menschliche Wille ausschließlich positiv eingeschätzt
wird. Gerade Menschen mit starkem Willen können unter einer depressiven Aktionshemmung
besonders schwer und anhaltend leiden, wenn
ihnen versagt bleibt, hinzunehmen, was nicht zu
ändern ist. Sie kämpfen dann erbittert gegen die
ihnen aufgezwungene Blockade an und ernten dafür nur Enttäuschung. Der menschliche Wille kann
der Lösung eines Problems dann im Wege stehen,
wenn er von unerfüllbaren Erwartungen und Vorstellungen ausgeht.

Der französische Soziologe Alain Ehrenberg sieht
in Übereinstimmung mit Aussagen in meinem
Buch »Welchen Sinn macht Depression?« die depressive Entwicklung als eine mögliche Form von
Selbstüberforderung an. In seinem Werk »Das
erschöpfte Selbst« interpretiert er den enormen

Depression
als Selbstüber-
forderung

Bedeutungszuwachs der Depression im letzten halben Jahrhundert als Ausdruck der vermehrten Individualisierungs- und Autonomiebestrebungen, die den spätmodernen Menschen bei beginnender Aktionshemmung allein auf sich gestellt lasse und sein Leiden nicht mehr in ein kulturelles Sinngewebe einbette. Aus der Überforderung entstehe dann eine depressive Erkrankung, die das Ich bedroht. Statt eine Person in einer Gemeinschaft günstigenfalls vor sozialer Überforderung zu schützen, liefere sie das autonome und vereinzelte Subjekt sich selber aus.

Bedrohung des Ich

In meiner klinischen Tätigkeit mache ich die Erfahrung, dass sich depressive Menschen heute gegenüber Mitmenschen weniger schuldig fühlen als früher, dafür aber umso mehr darunter leiden, ihren Selbstansprüchen nicht gerecht zu werden. Sie tendieren eher dazu, darüber enttäuscht zu sein, dass ihr Leben als Selbstexperiment aus depressiven Gründen zu scheitern droht, als dass sie sich Schuldvorwürfe machen. Viele schämen sich ihrer Leistungseinbußen oder ihres Scheiterns, erleben sich aber gleichzeitig als Opfer eines ihnen aufgezwungenen Geschehens, das ihnen die Lebensfreude und Durchschlagskraft nimmt. Entsprechend dieser Einschätzung sucht ein wachsender Teil auch nur leicht verstimmter Personen medizinische und vor allem medikamentöse Hilfe, um wieder leistungsfähig zu werden und die Lebenslust zurückzugewinnen. Aus Sorge um sich selbst nehmen sie ein Hilfsangebot an, das die eigene Suche und Infragestellung nicht ins Zentrum stellt, sondern mit pharmazeutischen

Weniger Schuldgefühle, mehr enttäuschte Erwartungen

Mitteln das beseitigen soll, was sie in ihrer Autono-
miebestrebung unmittelbar behindert.

Aus alledem ist der Schluss zu ziehen, dass der
Vorwurf von Ichbezogenheit an die Adresse depressiver Menschen deplaziert ist. Vielmehr setzt

die Selbstorientierung – die Ich-Falle der Spätmoderne – depressiv gefährdete Menschen einer
besonderen Belastung aus. Die gesellschaftliche
Betonung individueller Selbstverantwortung kann
bei beginnender depressiver Blockade Menschen
dazu verführen, ihre Anforderungen an sich selber
noch zu steigern. Umgekehrt kann eine kritische
und von vertrauten Mitmenschen unterstützte
Sorge um sich selbst dazu beitragen, sich in depressivem Zustand nicht zu übernehmen und unterscheiden zu lernen, was noch bewältigt werden
kann und was die eigenen Möglichkeiten übersteigt.

Die Verbreitung

»Depression ist eine Wohlstands- und Modekrankheit«

Zur Häufigkeit von Depressionen in verschiedenen Schichten und Kulturen

Die Zunahme von Depressionsbehandlungen in der westlichen Wohlstandsgesellschaft der letzten Jahrzehnte verführt leichthin zum Schluss, Depressionen seien eine Modeerscheinung unter verwöhnten Menschen und Nationen. Tatsächlich treten aber Depressionen häufig in benachteiligten Bevölkerungsschichten auf, insbesondere bei Arbeitslosen, Menschen mit geringem Einkommen oder bei mehrfach belasteten Personen.

Besonders gut untersucht sind die Folgen von Arbeitslosigkeit. Weit über 50 Studien aus unterschiedlichen Ländern weisen übereinstimmend darauf hin, dass die Zunahme der Arbeitslosigkeit die Häufigkeit von Depressionen in der Bevölkerung erhöht. Neueste Untersuchungen belegen zusätzlich, dass auch die Arbeitsplatzunsicherheit, mithin die Angst vor Arbeitslosigkeit,

Hohe Arbeitslosigkeit erhöht die Depressionsrate

die Depressionsrate erhöht. Verlaufsstudien zeigen darüber hinaus, dass die Erhöhung der Depressionsrate unter Arbeitslosen nicht allein auf persönliche Faktoren oder auf schon früher aufgetretene Depressionen zurückzuführen sind, sondern dass der drohende oder bereits eingetretene Verlust von Arbeit nachweislich das psychische Gleichgewicht stört und häufig Depressionen auslöst.

Soziale Belastungen Auch andere soziale Belastungen stehen in engem Zusammenhang mit der Depressionsrate. So weisen nach einer WHO-Studie afrikanische Länder mit großer Armut und instabilen politischen Verhältnissen – wie z.B. Simbabwe – eine deutlich höhere Depressionsrate auf im Vergleich zu europäischen Landgebieten mit stabilen und sicheren Verhältnissen – wie z.B. zur Zeit dieser Untersuchung der Norden Spaniens.

Familienstand und Depression In Wohlstandsgesellschaften sind jene Bevölkerungsgruppen am häufigsten von Depressionen betroffen, die besonders stark mit belastenden Lebensereignissen – sog. life events – wie schwerwiegende finanzielle, familiäre oder Wohnprobleme – zu kämpfen haben. So haben getrennte, geschiedene oder verwitwete Menschen deutlich häufiger Depressionen als verheiratete Personen. Gut überprüft ist auch der Befund, dass vor allem Frauen mit kleinen Kindern ohne Unterstützung durch den Partner häufiger an Depressionen erkranken (vgl. nächstes Kapitel).

Schon aufgrund dieser repräsentativen Untersuchungen von 2009 ist zu schließen, dass Depressionen viel stärker auf soziale Problemfelder hinweisen, als dass sie eine bloße Modeerscheinung in Wohlstandsgesellschaften darstellen. Zudem ist zu berücksichtigen, dass gerade Menschen in gesicherten Verhältnissen von sozialen Umbrüchen besonders stark betroffen sein können. So konnte ich in der an Wohlstand gewöhnten Schweiz beobachten, wie der sozioökonomische Umbruch und die soziale Destabilisierung im letzten Jahrzehnt manche Menschen, die vorher mit ihrer Lebenssituation noch zurechtkamen, depressiv werden ließen. Zunehmend verunsichert und schließlich depressiv reagierten u.a. Personen, die ihre Arbeit routiniert erledigen können, wenn sie nicht unter Druck kommen und wenn sie die nötige soziale Sicherheit haben. Durch die neoliberale Wende verloren sie ein Stück weit, was ihnen vorher Halt gab. Nun hatte Treue und lange Berufserfahrung plötzlich weniger Wert. Stattdessen wurden Flexibilität, Mobilität und Kommunikationsfähigkeit hoch bewertet. Dieser Wertewandel ging mit eingreifenden Umstrukturierungen am Arbeitsplatz einher, die diese Menschen überforderten und schließlich zur depressiven Erschöpfung beitrugen.

Wirtschaftlicher Umbruch, soziale Destabilisierung

Hilflos machende Situationen treffen nicht nur sozial benachteiligte Menschen (diese allerdings in besonderer Weise). Auch bei finanziell besser gestellten Personen – bzw. in Ländern mit hohem wirtschaftlichem Niveau – können belastende Umstände, etwa wirtschaftliche Deregulierung,

Was hilflos macht, kann depressiv machen

Depressionen hervorrufen. Von Depression als Modeerscheinung kann nicht gesprochen werden, wenn Menschen krisenhaft aus dem Gleichgewicht geworfen werden und in Hilflosigkeit erstarren. An der Psychiatrischen Universitätsklinik Zürich ist die Zahl der depressionsbedingten Einweisungen zwischen 1991 und 2006 um das Vierfache gestiegen. In Deutschland erhielten 2003 fast doppelt so viele (+ 43 Prozent) Menschen ein Antidepressivum als 5 Jahre zuvor. In den USA haben sich die antidepressiven Behandlungen im letzten Jahrzehnt verdreifacht. Diese eindrückliche Zunahme ist allerdings nicht allein auf den wirtschaftlichen Umbruch und den gesellschaftlichen Wertewandel zurückzuführen. Auch der Einfluss therapeutischer Fortschritte und die generelle Medizinalisierung der Gesellschaft sind zu berücksichtigen. Auch zunehmende Mobilität, Flexibilisierung und Vereinzelung bzw. abnehmende soziale Integration, berufliche und familiäre Stabilität spielen eine Rolle.

Die Zahl der Depressions- behandlungen steigt

Modisch an der Depression ist allenfalls die zeitabhängige Interpretation des Begriffs. So passt die aktuell im Vordergrund stehende Deutung der depressiven Verstimmung als Gehirnstörung zur Technikorientierung der Spätmoderne. Zwischenmenschliche und soziale Faktoren verlieren an Bedeutung. Stattdessen wird das depressive Geschehen im Elfenbeinturm »Gehirn« lokalisiert und individualisiert. Dadurch verliert das depressive Geschehen das konflikthafte Element, das dem individuellen Selbst (lat. individuum = unteilbar) zu widersprechen scheint.

Depression betrifft nicht nur das Gehirn

Andere Kulturen haben für das depressive Erleben nicht nur andere Begriffe. Sie teilen auch die abendländische Gleichstellung von Gesundheit mit subjektivem Wohlergehen und individueller Durchsetzungsfähigkeit nicht. So beurteilen ostasiatische Kulturen, welche die Gemeinschaft über das Individuum stellen und die Auftrennung in Körper und Seele vermeiden, depressive Verstimmungen weniger als ein isoliertes und individuelles Geschehen, sondern vielmehr als ein ganzheitliches oder sogar kosmisches. Für viele Chinesen ist Depressivität vegetativer Ausdruck einer gestörten Harmonie. Sie klagen über Kopfschmerz, Schwindel und Kraftlosigkeit, aber kaum über Niedergeschlagenheit. Auch in vielen andern asiatischen, afrikanischen und südeuropäischen Kulturen berichten depressive Menschen kaum über psychische, sondern hauptsächlich über körperliche Beschwerden. Das hat weniger damit zu tun, dass sie auf diese Weise Zugang zu den örtlichen Behandlungssystemen finden, sondern vor allem mit einem anderen kulturellen Verständnis und Erklärungsmodell von Krankheit. Auch schließt die Betonung körperlicher Beschwerden im Übrigen keineswegs aus, dass in diesen Kulturen der Zusammenhang zwischen Depressivität und sozialer Belastung gesehen wird. Im Gegenteil. Depressionsartige Zustände gelten in den meisten Kulturen als verständliche Reaktionen auf existenzielle Grunderfahrungen wie schmerzhafte Verlustsituationen oder trostloses Scheitern an eigenen Lebenszielen.

Depression in anderen Kulturen

Depression und existenzielle Grunderfahrungen

»Depression ist eine Frauenkrankheit«

Zur Geschlechtsverteilung von Depressionen

Zur männlichen Abwehr von Deprimiertheit und Depression passt die Überzeugung, das depressive Geschehen treffe v. a. Frauen. Das Problem der berufstätigen Männer und insbesondere der Manager sei der Herzinfarkt. Wenn schon ein psychisches Problem bei Männern auftrete, dann sei es Burnout als Ausdruck beruflicher Aufopferung.

Tatsächlich sind Männer und Frauen von psychischen Krankheiten statistisch unterschiedlich betroffen. Angststörungen und Depressionen treten bei Frauen doppelt so häufig auf wie bei Männern. Aber es kann keine Rede davon sein, dass Männer nicht auch sehr häufig depressiv reagieren. Wenn 8 Prozent der Männer einmal im Verlauf eines Jahres depressiv werden, trifft es in Deutschland 7 Millionen und in der Schweiz 700 000 Einwohner. Zudem nimmt – nach neueren Analysen von Krankenkassendaten – der Geschlechtsunterschied der Depressionshäufigkeit in der jüngeren Generation tendenziell ab. Auch lassen sich jüngere Männer und Jugendliche männlichen Geschlechts zunehmend häufiger wegen Depressionen behandeln. Es lässt sich also ein gewisser Trend zur Geschlechteranpassung feststellen.

Trotzdem kämpfen Frauen deutlich häufiger und oft auch anhaltender mit Depressionen. Der Grund

Depressionen: bei Frauen doppelt so häufig

Warum sind Frauen häufiger betroffen?

ist nicht genau bekannt. Es müssen weiterhin verschiedene Einflüsse diskutiert werden, die sich gegenseitig potenzieren können. Als Erstes kann eine Rolle spielen, dass Frauen offener über depressive Verstimmungen berichten, während Männer diesbezüglich zurückhaltender sind. Frauen verschweigen dafür eher für sie stigmatisierende Alkoholprobleme, über die Männer leichter sprechen können. Dabei dürfte mitspielen, dass depressiv sein als feminin oder unmännlich gilt. In einer groß angelegten Befragung (von Kühner 2006) äußerten Männer auch die Befürchtung, psychisch etikettiert zu werden, wenn sie eigene emotionale Konflikte ansprächen. Alkoholprobleme empfanden sie als weniger stigmatisierend. Es könnte also sein, dass sich depressive Not bei Männern hinter einem Missbrauch von Alkohol und andern Substanzen versteckt. Tatsächlich lassen sich Alkohol- und Drogenabhängigkeiten deutlich häufiger bei Männern finden. Allerdings dürfte das statistische Überwiegen des weiblichen Geschlechts bei Depressionen damit nicht vollständig erklärt sein, denn unabhängig vom kulturellen Hintergrund lag in einer Studie in allen untersuchten Ländern der Frauenanteil bei depressiven Erkrankungen deutlich höher.

Alkohol und Drogen: die männliche Form der Depression?

Anders verhält es sich bei Burnout, von dem Männer ebenso häufig betroffen sind. Burnout und Depression gehen aber Hand in Hand. Alle bisher durchgeführten Studien legen einen engen Zusammenhang nahe (vgl. Kapitel 8). Bei der Erfassung mittels Fragebogen lassen sich Burnout

Burnout und Depression – Hand in Hand

und Depression nicht scharf voneinander trennen. So beruht die Unterscheidung von Burnout und Depression weniger auf einer unterschiedlichen Symptomatik, sondern darauf, dass diese Erkrankungen aus unterschiedlicher Perspektive gesehen werden. Bei depressiven Menschen stehen Bedrücktheit und Antriebsstörung im Vordergrund. Menschen mit Burnout erleben ihre Arbeitssituation negativ und leiden vor allem unter emotionaler Erschöpfung und reduzierter persönlicher Leistungsfähigkeit. Da aber davon ausgegangen wird, dass besonders engagierte und willige Arbeitnehmer von Burnout betroffen sind, können Männer die Diagnose Burnout eher akzeptieren als die Diagnose Depression, die sie vielfach als abwertend erleben.

Als Zweites ist der Unterschied zwischen den Geschlechtern in genetischer und hormoneller Hinsicht zu bedenken. Früher wurde diesen Unterschieden großes Gewicht zugemessen. Man dachte: »Frauen ticken anders«, sei es genetisch oder hormonell. Folglich seien sie für das depressive Geschehen auch unterschiedlich disponiert. Sorgfältige Untersuchungen haben aber ergeben, dass das genetische Risiko, an einer Depression zu erkranken, für beide Geschlechter vergleichbar ist.

Das genetische Risiko: für beide Geschlechter vergleichbar

Bisher ist es auch nicht gelungen, die erhöhte Depressionsrate von Frauen generell mit hormonellen Einflüssen zu erklären. So geht der Anstieg oder die Abschwächung von weiblichen Ge-

Hormonelle Einflüsse: nicht die einzige Ursache

schlechtshormonen (Östrogen und Progesteron) in der Pubertät oder in der Menopause nicht durchgehend gehäuft mit einem Anstieg von Depressionen einher. Stärker als die Geschlechtshormone korrelieren die Unzufriedenheit mit dem eigenen Körperbild und zwischenmenschliche Probleme, die in diesen Übergangszeiten vermehrt auftreten, mit der Depressionshäufigkeit. Deshalb wird der Anstieg der Depressionsrate in der Pubertät bei Mädchen eher mit einem Zusammenspiel biologischer, psychologischer und sozialer Faktoren erklärt.

Was die Menopause betrifft, so hat sich die frühere Annahme nicht bestätigt, dass Frauen in dieser Zeit vermehrt an Depressionen erkranken. Einzig Frauen, die schon früher depressive Episoden erlebt haben, weisen ein erhöhtes Rückfallrisiko auf. Auch tritt bei diesen Frauen die Menopause tendenziell früher ein.

Die schwere Form der einige Tage dauernden Verstimmung vor den Monatsblutungen – das sog. prämenstruelle dysphorische Syndrom (PMDD) –, unter dem manche Frauen in gebärfähigem Alter leiden, wurde früher zahlenmäßig ebenfalls überschätzt. Sie trifft ca. 1–5 Prozent der Frauen und dürfte mit einer erhöhten Empfindlichkeit für Veränderungen der Geschlechtshormone zusammenhängen. Doch entspricht sie keiner eigentlichen Depression.

Prämenstruelles dysphorisches Syndrom

Die bei Frauen nach der Geburt eines Kindes mitunter auftretenden »Heultage« – der sog. Postpartum Blues, auch »Babyblues« genannt, der mit dem Absinken der Geschlechtshormone nach der Geburt zusammenhängt – klingen in der Regel nach ein bis zwei Wochen wieder ab und sind nicht als pathologisch zu werten. Anders verhält es sich mit der sog. postpartalen oder »Wochenbett«-Depression. Ca. 13 Prozent aller entbindenden Frauen sind davon betroffen, doch ist diese Depressionsrate gegenüber nicht gebärenden Frauen der gleichen Altersklasse nur unwesentlich erhöht. Es ist aber anzunehmen, dass die hormonelle Umstellung nach der Geburt (wie auch in der Menarche oder Menopause) zumindest bei Frauen, die besonders sensibel auf Schwankungen der Geschlechtshormone reagieren, für das Auftreten einer Depression mitverantwortlich ist.

Als Drittes sind psychosoziale Belastungen und psychologische Umstände für das vermehrte Vorkommen von Depressionen beim weiblichen Geschlecht zu diskutieren. Ganz generell wirken sich soziale Benachteiligungen wie Armut, geringer Sozialstatus und Diskriminierung nachweislich für Mann und Frau ungünstig auf die psychische Gesundheit aus. Frauen sind von solchen Benachteiligungen aber häufiger betroffen als Männer. Nicht nur Doppelbelastungen in Beruf, Haushalt und Kindererziehung wirken sich bei ihnen negativ aus. Auch die Art der Belastung ist bei Frau und Mann z.T. unterschiedlich. Frauen leiden v.a. unter

Situationen, die Schwangerschaft, Kinderwunsch
oder Kinder – also ihre Mutterrolle – betreffen
oder ihre Hausfrauenrolle einschränken. Demge- Belastende
genüber treffen belastende Lebensereignisse, die Lebensereignisse
die Arbeitstätigkeit, die Gesundheit oder die familiären Beziehungen behindern, Frau und Mann
in gleicher Weise. Diese Zusammenhänge treten
nur dort auf, wo die Rollen von Mann und Frau in
traditioneller Weise aufgeteilt sind. Wenn Männer
»frauentypische« Aufgaben in Kindererziehung
und Haushalt übernehmen, gleichen sich die De-
pressionsraten dieser Männer denjenigen der
Frauen an.

Von Interesse ist in diesem Zusammenhang auch,
dass homosexuelle Männer (männlicher Genoty-
pus und männliche Hormonverteilung), die z.T.
»feminine« Rollen und Stereotype übernehmen,
eine ähnliche Depressionshäufigkeit aufweisen
wie Frauen.

Eine spezielle Theorie (von Kessler und McLeod) Frauen und Män-
geht davon aus, dass Frauen aufgrund ihrer Ge- ner: auf unter-
schlechtsrolle und ihrer Tendenz, Pflegeaufgaben schiedliche Weise
bei Kindern bzw. Eltern oder kranken Angehörigen verletzlich
zu übernehmen, häufiger mit belastenden Lebensereignissen konfrontiert werden. Frauen scheinen
auch gegenüber zwischenmenschlichen Belastungen – sog. sozialen Netzwerkereignissen – verletz-
licher zu sein, während Männer eher auf Trennung
oder Ehescheidung mit einer psychischen Störung
reagieren. So leiden v.a. geschiedene oder un-
verheiratete Männer an Depressionen, während

(rein statistisch) bei Frauen die Ehe einen weniger schützenden Einfluss hat.

Belastungen und Disposition: wie Schlüssel und Schloss

Diese Zusammenhänge zeigen, dass psychosoziale Einflüsse und der Einfluss geschlechtsspezifischer Rollenerwartungen und Eigenschaften voneinander nicht scharf zu trennen sind, sondern psychosoziale Belastungen und persönliche Disposition wie Schlüssel und Schloss zusammenpassen müssen, um eine depressionsauslösende Wirkung zu entfalten.

Nach sozialpsychologischen Untersuchungen tendieren Frauen häufiger zu problembezogenem Grübeln und zu Selbstinfragestellung, während Männer eher zu Ablenkung von Problemen neigen. Die Arbeitsgruppe um Susan Noelen-Hoeksema konnte zeigen, dass ausgeprägtes Grübeln und Hadern zur negativen Stimmungslage und zur Verlängerung depressiver Reaktionen beiträgt. Demgegenüber bewirkt Ablenkung vorübergehend eher eine positive Stimmungslage, allerdings mit der Gefahr, dass z.B. bei Ablenkung mittels aggressivem Autofahren oder Alkoholgenuss sekundäre Probleme entstehen, was wiederum mit der erhöhten Alkoholproblematik bei Männern zusammenhängen könnte. Diese geschlechtsspezifischen Tendenzen dürften durch Erziehungspraktiken verstärkt sein, indem Jungen für aktives oder dominierendes Verhalten belohnt werden, während bei Mädchen eher das emotionale Ausdrucksverhalten gefördert wird.

Depression und geschlechtsspezifische Erziehung

Diese unterschiedlichen Ausdrucks- und Abwehr-
tendenzen dürften zu geschlechtsspezifischen
Depressionstypen beitragen. Depressive Männer
zeigen manchmal – aber bei Weitem nicht immer – ihre Depressivität weniger in Klagen über
ihre Befindlichkeit als in äußerer Unruhe, Feindse-
ligkeit sowie in Alkohol- und Nikotinmissbrauch.
Nicht selten wollen depressive Männer v.a. in Ruhe
gelassen werden und streiten ihren Kummer und
ihre Niedergeschlagenheit ab. Kommt es dennoch
zu Klagen, rücken Männer eher den Stress infolge
beruflicher Inanspruchnahme ins Zentrum (was
zur Burnoutdiagnose verleitet). Es ist also nicht
von der Hand zu weisen, dass die Umgangsweise
mit psychosozialen Belastungen und das Erscheinungsbild von Depressionen bei Mann und Frau
teilweise unterschiedlich ist und in der ärztlichen
Praxis depressive Zustände v.a. dann diagnostiziert werden, wenn sie eine »typisch weibliche«
Ausdrucksweise haben.

Depression bei
Männern

»Depression ist ein Zeichen von Charakterschwäche«

Zur Persönlichkeit depressiver Menschen

Ist, wer depressiv wird, »schwach«?

Im Rahmen der häufig zu beobachtenden Stigmatisierung psychischer Krankheiten werden Depressionen nicht selten als Zeichen von Charakterschwäche verunglimpft. »Es hat ihm schon immer an Willen gefehlt. Kein Wunder, wenn er jetzt depressiv ist.« Oder: »Sie hat schon als Kind versucht, mit Hilflosigkeit und Bedürftigkeit bei den Eltern zu punkten.« »Sie war moralisch nie stark.« Auch in einer amerikanischen Bevölkerungsumfrage Anfang der 90er-Jahre nannten 71 Prozent der Befragten »emotionale Schwäche« als Hauptursache einer Depression. Abgesehen davon, dass bei einer Charakterisierung depressiver Menschen als »emotional schwach« das männliche Stereotyp von Stärke und Durchsetzungsfähigkeit sich für Frauen *und* Männer, die von Depressionen betroffen sind, negativ auswirkt, wird damit eine schwere Erkrankung verniedlicht und mit Persönlichkeitsproblemen gleichgestellt. Tatsächlich ist es aber bis heute nicht gelungen, das Auftreten von Depressionen auf einen bestimmten Charaktertypus zurückzuführen. Als Regel gilt, dass grundsätzlich jede Persönlichkeit unter ungünstigen Bedingungen depressiv werden kann. Umgekehrt kann das Durchstehen einer Depression unter günstigen Bedingungen auch zu einer

Jeder kann depressiv werden

kreativen Verarbeitung und zu einer veränderten Einstellung zu sich und andern führen.

In statistischer Hinsicht laufen Menschen mit ängstlichen, zwanghaften oder gehemmten Zügen ein etwas größeres Risiko, depressiv zu werden. Selbstunsicherheit und ein geringes Selbstwertgefühl können den Umgang mit widrigen Lebensereignissen erschweren und zum Auftreten von Depressionen beitragen. Besonders schwere Depressionen sind häufiger bei Persönlichkeiten beobachtet worden, die besonders ordentlich, genau und gewissenhaft sind und einen hohen Leistungsanspruch haben (der sog. »Typus Melancholicus«). Zwischenmenschlich entspricht diese Charakterisierung einer Überidentifikation mit einer gesellschaftlich aufgetragenen Rolle, sodass diese Menschen auf eine besonders harmonische Einbettung in ihre sozialen Verhältnisse und auf streng geordnete Beziehungen angewiesen sind.

Selbstunsicherheit als Risikofaktor

Eine andere, mehr wechselhafte und agitierte Depressionsform wird neuerdings häufiger bei Menschen mit instabiler oder gefährdeter Identitätsbildung beobachtet. Diese Personen mit einer Borderline-Störung schätzen sich und andere als inkonstant und alternierend ein, sodass Idealisierungen und Leeregefühle, Begeisterung und Wut unmittelbar aufeinander folgen können. Viele weitere Vermischungen von persönlichem Stil und depressiver Problematik geben dem depressiven Geschehen ein jeweils unterschiedliches Gesicht (vgl. Kap. 2, »Das Erscheinungsbild«).

Depressionen: individuell verschieden

Auch das Alter eines Menschen und sein Reifungs-
grad beeinflussen die depressive Ausdrucksform.

Depresionen bei
Kindern und alten
Menschen

So zeigt sich die depressive Not von Kindern eher
in Unlust beim Spielen, in Schulschwänzen oder
in körperlichen Symptomen wie Nahrungsverwei-
gerung und Einnässen. Ältere Menschen sprechen
weniger ihr Bedrücktsein an, sondern berichten
eher über körperliche Beschwerden wie Verstop-
fung, Schlafstörungen oder rheumatische bzw.
muskuläre Beschwerden. Schließlich spielen die
schon früher erwähnten kulturellen Einflüsse eine
wesentliche Rolle dabei, wie eine Depression zum
Ausdruck kommt. Depression ist also nicht nur
ein persönliches Problem, wenn auch Charakter-
eigenschaften dazu beitragen, wie mit belastenden
Lebensereignissen umgegangen wird und welche
Ausgestaltung eine depressive Reaktion bekommt.

Depression
und Wille

Es kann aber nicht genug betont werden, dass der
Appell an den Willen – in der Annahme, depressive Menschen behandelten sich selber zu nach-
giebig – am depressiven Geschehen nicht nur
vorbeigeht, sondern darüber hinaus das Problem
noch verschärft. Eine meiner Patientinnen sah zu
Recht gerade in ihrem starken Willen einen Teil
ihrer Problematik: »Indem ich nicht aufgeben kann
und über meine Möglichkeiten hinaus Ziele weiter-
verfolge, werden mir depressive Schwerezustände
zum unlösbaren Problem.«

Der Verlauf

»Einmal depressiv – immer depressiv«

Zum Verlauf depressiver Erkrankungen

Depressionen werden häufig als chronische Krankheit verkannt, auch weil sie mit einem Mangel an persönlicher Widerstandskraft in Zusammenhang gebracht werden. Depressive Episoden sind aber – wie der Name sagt – in der Regel vorübergehender Art. Sie dauern wenige Wochen bis einige Monate an. Unter adäquater Behandlung klingen die meisten Depressionen langsam ab. Allerdings machen Menschen, die einmal eine depressive Episode erlebt haben, in über der Hälfte der Fälle zu einem späteren Zeitpunkt einmal oder mehrmals eine weitere Episode durch. Zudem klingen nicht alle depressiven Episoden vollständig bis zur Symptomlosigkeit ab, so dass manchmal noch Restbeschwerden, wie etwa Selbstwertprobleme, unruhiger Schlaf oder morgendliche Antriebsschwäche für kürzere oder längere Zeit weiter bestehen.

Depressionen: meist vorübergehend

Man kann einen rezidivierenden Verlauf auch bei Erkältungskrankheiten wie z. B. grippalen Infekten beobachten. Diese treten ebenfalls wiederholt im Leben auf und gehen mitunter mit einer Rekonvaleszenzzeit einher. Niemand käme aber auf die Idee, sie als lebenslange oder chronische Störung zu bezeichnen, auch wenn einzelne Menschen aufgrund ihrer Immunlage zweifelsohne solche Erkältungskrankheiten häufiger, schwerer und in kürzeren Abständen durchmachen als die Mehrheit der Bevölkerung.

Die einzelne depressive Episode für sich genommen betrachten

Auch wenn der Vergleich hinkt, tut man auch im Falle einer depressiven Erkrankung gut daran, die einzelne Episode für sich genommen zu betrachten. Sonst vermischt man den Krankheitsstatus mit disponierenden Faktoren, die zwar zur Auslösung einer Erkrankung beitragen können, aber auch im gesunden Zustand eines Menschen vorhanden sind (also nicht die Erkrankung selbst darstellen). Die Gefahr des Vorurteils »einmal depressiv, immer depressiv« liegt darin, dass es dazu beiträgt, eine Person, die sich durch die Depression ohnehin bereits infrage gestellt fühlt, weiter zu verunsichern. Dieses Vorurteil wirkt dann wie eine sich selbst erfüllende Prophezeiung.

Ein Drittel der Depressionen tritt nur einmal auf

Die Fakten sprechen jedoch eine andere Sprache. Mindestens ein Drittel der depressiven Episoden wiederholen sich im Laufe des Lebens nicht mehr. Wenn sie sich wiederholen, so ist im Mittel zwischen zwei Episoden ein gesundes Intervall von 4−5 Jahren zu finden. Nur bei Menschen mit häufig wiederkehrenden Episoden verkürzt sich dieses Intervall. Anhaltende (sog. chronische) Depressionen, die über ein Jahr dauern, kommen bei ca. 15 Prozent aller betroffenen Menschen vor. Aber auch in diesen Fällen heilt die Depression oft mit Einsetzen einer adäquaten Therapie ab.

Diese statistischen Angaben zeigen, dass bei einer depressiven Episode damit gerechnet werden kann, dass sie wieder abklingt, unabhängig davon, wie schwer sie ist. Statistische Durchschnittswerte sagen aber über den Einzelfall wenig aus. Depressionen zeigen nicht nur unterschiedliche Gesichter. Sie haben auch extrem verschiedenartige Verläufe.

Statistik vs. Einzelfall

In meiner Ambulanz begegne ich vielen Kranken, die nur für einige Wochen leicht bis mittelschwer depressiv sind und dann wieder – nach Verarbeitung einer Problemsituation oder mit medikamentöser Hilfe – aus dem Stimmungstief herauskommen. Andererseits sehe ich Schwerkranke, die über viele Monate und Jahre mit Depressionen kämpfen. Doch auch in extrem ungünstigen Fällen kann unter konsequenter Therapie immer wieder eine schrittweise Besserung beobachtet werden.

Es gibt *den* typischen Fall also nicht. Als Regel kann aber festgehalten werden, dass die Prognose einer Depression grundsätzlich offen ist und dass jedem Kranken realistisch Hoffnung auf einen günstigen Verlauf gemacht werden kann.

Den »typischen Fall« gibt es nicht

»Depressionen zerstören zwischen-
menschliche Beziehungen«

Wie depressive Menschen sich anderen
gegenüber verhalten

Der »depressive
Sog«

Ein depressiv erkrankter Mensch ist für seine Mitmenschen oft mühsam. Er ist betrübt und nie-dergeschlagen. Seine Klagen können als Anklagen verstanden werden. Im Gespräch mit depressiven Menschen entwickelt sich oft ein »depressiver Sog«. Hoffnungslosigkeit breitet sich aus. Depres-sive Menschen können aufgrund ihrer inneren Spannung oder Gereiztheit auch ablehnend oder feindselig wirken. Zudem ziehen sie sich häufig zurück und sind nicht mehr in der Lage, familiäre Pflichten oder berufliche und andere Aufgaben zu übernehmen. All das macht zwischenmenschliche Beziehungen schwierig und oft belastend.

Was ist der
Unterschied im
Vergleich zu kör-
perlichen Erkran-
kungen?

Muss aber diese Belastung zu einer Zerstörung zwischenmenschlicher Beziehungen führen? Ge-hen nicht auch körperliche Krankheiten – etwa Brustkrebs oder Unfälle – mit Belastungen einher, die für Angehörige bedrückend sein können, ohne dass man gleich davon spricht, die Beziehung sei in Gefahr? In der somatischen Medizin betrachtet man eine Erkrankung, welche die Partnerschaft be-lastet, vor allem als Herausforderung, die es zu be-stehen gilt. Man macht die zwischenmenschlichen Folgen eher von der Persönlichkeit der betroffenen Personen und ihrer Beziehungsstärke abhängig.

Wie erklärt sich dann, dass Depressionen anders beurteilt werden und selbst Fachleute das depressive Geschehen häufig als destruktiv einschätzen? Dahinter steckt die Beobachtung, dass eine Depression auf andere Weise in das Beziehungsgeschehen eingreift als eine rein körperliche Erkrankung. Depressives Verhalten beeinflusst das zwischenmenschliche Verhältnis direkter und stärker. Es ist, als ob das depressive Geschehen Teil der Beziehung würde – oder umgekehrt: als ob die zwischenmenschliche Beziehung Anteil am depressiven Geschehen hätte. Auch wenn ich im Folgenden deutlich mache, dass eine Depression eine Beziehung ebenso schützen wie beeinträchtigen kann – und die Vorstellung, Depressionen seien für Beziehungen regelhaft destruktiv, für falsch halte – gilt es, die zwischenmenschliche Dimension des depressiven Geschehens ernst zu nehmen.

Depressionen wirken unmittelbar auf Beziehungen

Eine Depression verändert die zwischenmenschliche Kommunikation in typischer Weise. Davon ist nicht nur der sprachliche Ausdruck betroffen. Noch fast wichtiger ist die körpersprachliche Veränderung: Was sich Menschen in Worten mitteilen, ist in eine wortlose Kommunikation (mittels Körperhaltung, Gestik, Mimik und Augenkontakt) eingebettet. Wir sind im Alltag gewohnt, dass Menschen mit uns auch (und vor allem) körpersprachlich kommunizieren. Wir erwarten, dass ein Blick mit einem Gegenblick, ein Lächeln mit einem Lächeln beantwortet wird. Wenn diese körpersprachlichen Antworten ausbleiben oder

Depression verändert die Kommunikation

verzögert auftreten, reagieren wir irritiert. Etwas »stimmt« nicht. Wir scheinen nicht aufeinander »eingestimmt«. Eine solche »Missstimmung« tritt aber bei schwerer depressiven Personen regelhaft auf, weil sie langsamer und weniger erkennbar reagieren. Sie schauen vermehrt zu Boden, beantworten ein Lächeln verzögert oder nur angedeutet. Sie zeigen generell geringere mimische und gestische Reaktionen, sodass der kommunikative Austausch behindert wird. In eigenen Untersuchungen konnte bestätigt werden, dass der mimische Ausdruck depressiver Menschen deutlich vermindert ist. Gleichzeitig wurde nachgewiesen, dass diese Verminderung und Verzögerung auf den depressiven Zustand beschränkt ist, also bei Eintreten einer Besserung wieder zurückgeht. Zudem konnte mittels Video-Analysen belegt werden, dass sich das depressive Interaktionsmuster in der Gesprächssituation auch auf den gesunden Gesprächspartner auswirkt, dieser also das depressive Ausdrucksverhalten teilweise übernimmt.

Daraus ist abzuleiten, dass eine Depression auf der kommunikativen Ebene dazu führt, dass der zwischenmenschliche Austausch beidseitig (bei depressiver Person und Partner) verlangsamt wird und die zwischenmenschliche Beziehungsdynamik abgebremst wird. Das depressive Geschehen kann bildlich als »Interaktionsbremse« bezeichnet werden. Dazu tragen auch andere, bereits früher dargestellte Verhaltensänderungen depressiver Menschen bei, etwa die Verlangsamung im Bewegungsmuster, der kleinschrittige Gang, der muskuläre Kraftverlust oder die geistigen Veränderungen wie Motivationsverlust und Entscheidungsunfähigkeit.

Auf dem Hintergrund solcher und ähnlicher Befunde ist postuliert worden, dass das depressive Geschehen eine Art »Interaktionsregler« darstellt. Die zwischenmenschliche Dynamik wird unbewusst und unwillentlich so weit heruntergefahren, dass eine Pause erzwungen wird. Das macht vor allem in Beziehungssituationen Sinn, die Menschen überfordern und hilflos machen. Das »depressive Bremsmanöver« trägt dann dazu bei, voreilige Entscheidungen zu vermeiden. Zudem fordert das unangenehme und schmerzhafte Depressionserleben dazu auf, die belastende Lebenssituation nicht auf sich beruhen zu lassen, sondern nochmals zu überdenken.

Erzwungene
Beziehungspause

Allerdings kann das depressive Geschehen, wenn es sich verselbstständigt und zuspitzt, selber zur überfordernden Belastung werden. Aus der »Interaktionsregelung« wird dann eine anhaltende Behinderung. Zwar hat das depressive Geschehen eine Klammerfunktion, und es ist äußerst schwer, einen depressiven Menschen zu verlassen. Aber längerfristig kann die Beziehung durch eine chronifizierende oder rezidivierende Depression so eingeschränkt werden, dass die depressive Blockade den nicht erkrankten Partner zu ersticken droht. Wird die Depression zur einzigen Klammer zwischen zwei Menschen, so behindert

Wenn nur die
Depression zwei
Menschen ver-
bindet

sie die Entwicklung der Beziehung und wirkt letztlich destruktiv. Diese Zusammenhänge zwischen Depression und Beziehung sind vielschichtig. Sie können hier nicht weiter ausgeführt werden. Ich habe sie aber mit Beispielen und unter Literaturangaben ausführlich in meinem Buch »Welchen Sinn macht Depression?« behandelt.

Depressive »Beziehungsbremse« als Herausforderung

Nach meiner Erfahrung und nach empirischen Untersuchungen (vgl. dazu auch oben genanntes Buch) wird die »heimliche Beziehungsbremse Depression« von den meisten Betroffenen als Herausforderung betrachtet. Viele Partner und Angehörige versuchen, daraus das Beste zu machen. Nicht wenige lernen nach anfänglicher Irritation und Deprimierung, das depressive Geschehen als Aufforderung anzunehmen, ihre Beziehung neu zu überdenken.

Depression und Ehescheidung

So entspricht es klinischer Erfahrung, dass die Ehen depressiver Personen trotz vielfacher Belastungen nicht besonders häufig aufgelöst werden. Zwar leben viele depressive Menschen getrennt oder geschieden. Statistisch gesehen fällt jedoch kein größerer Anteil der Scheidungen in die Zeit nach dem Erkranken als in die Zeit davor, wie angenommen werden müsste, wenn die Krankheitsbelastung hauptsächlich zu einer erhöhten Trennungsquote führen würde. Nach englischen und deutschen Untersuchungen ist die Scheidungsrate rein depressiv Erkrankter nicht erhöht und gegenüber derjenigen von manisch-depressiv Erkrankten sogar signifikant niedriger. Aufgrund dieser Zahlenverhältnisse und der dargestellten Beziehungsdynamik kann nicht generell davon ausgegangen werden, dass Depressionen zwischenmenschliche Beziehungen zerstören. Vielmehr führt gerade das Gegenteil des depressiven Verhaltens, nämlich das manische, zur erhöhten Auflösung von Beziehungen.

»Depressionen sind tödlich«

Depressionen als Krankheiten zum Tode und zum Leben

Das Hauptmotiv
für Suizid
ist Hoffnungs-
losigkeit

Das Suizidrisiko in der mitteleuropäischen Bevölkerung beträgt um 1 bis 2 Prozent. Das Hauptmotiv, Suizid zu begehen, ist Hoffnungslosigkeit. Depressive Menschen sind oft ohne Hoffnung. Da Depressionen sehr häufig sind, werden bei Nachuntersuchungen von Suizidfällen neben anderen psychischen und körperlichen Erkrankungen vor allem depressive Störungen gefunden.

Früher ging man davon aus, dass sich 15 Prozent der Depressionskranken im Verlaufe ihres Lebens selber töten. Diese hohe Zahl kam zustande, weil zunächst vor allem schwere Depressionsfälle vom somatischen Typus (früher »endogene Depressionen« genannt) untersucht wurden. Zudem schloss man bei diesen ersten Studien vielfach nur Kranke ein, die in einer Klinik behandelt wurden.

Suizidrate bei
Depression

Neuere repräsentative Studien finden bei Vorliegen einer Depression eine Suizidrate von unter 5 Prozent. Das heißt, dass knapp jeder 20. Mensch, der in seinem Leben meist mehrmals an einer Depression gelitten hat, sein Leben durch Suizid beendet. Wolfersdorf (1996) errechnete für depressive Episoden aller Schweregrade eine Sterblichkeit an Suizid (sog. Lebenszeitsuizidmortalität) von 4,3 Prozent. Gegenüber der Allgemeinbevölkerung ist damit das Suizidrisiko depressiver Menschen um ein Mehrfaches erhöht. Es gilt allerdings zu berücksichtigen, dass viele Suizide bei depressiven Menschen erfolgen, die entweder keine Therapie oder eine belastende Behandlung erhalten. Eine ungenügende, inadäquate oder fehlende Therapie trägt wahrscheinlich zur erhöhten Suizidrate depressiver Menschen bei.

Protektiv – im Sinne eines Schutzes vor Suizidhandlungen – wirken sich vor allem gute Beziehungen, soziale Unterstützung, Religiosität und eine gute therapeutische Beziehung aus. Das Suizidrisiko ist demgegenüber erhöht bei Einsamkeit, schweren Beziehungsschwierigkeiten, anhaltenden Konflikten, Armut und wenn die Depression mit Angststörungen und Suchtproblemen einhergeht.

Was schützt vor Suizid?

Damit stellt sich die Frage, inwieweit Depression als Krankheit zu Suizidhandlungen beiträgt und inwieweit unbewältigbar erscheinende Lebensprobleme die Suizidalität fördern (und gleichzeitig auch zu depressiven Störungen beitragen). Der Zusammenhang von Depression und Suizidalität ist nicht so einfach, wie es auf den ersten Blick scheinen mag. So kann eine ungeeignete oder belastende Therapie, insbesondere wenn sie dem Patienten weder Halt noch Hoffnung gibt und nur zu einer Antriebssteigerung ohne Stimmungsaufhellung führt, eine Suizidhandlung auch fördern. In schwerer Depression ist die Handlungsfähigkeit so gehemmt, dass die Planung und Durchführung

Wie hängen Depression und Suizid zusammen?

eines Suizides erschwert wird. Manche Suizidversuche erfolgen bei depressiven Personen erst,
wenn es ihnen wieder etwas besser geht und ihre
psychomotorische Hemmung (»das depressive
Bremsmanöver«) nicht mehr so stark ist. Inwieweit
die Behandlung mit antidepressiven Medikamenten (insbesondere SSRI, selektiv auf den Botenstoff
Serotonin einwirkende Medikamente), die auch
den Antrieb steigern, in den ersten Behandlungs-
wochen statistisch die Suizidzahl bei depressiven
Menschen erhöht, ist umstritten. Sicher scheint
heute, dass diese Behandlungsart die Suizidalität
anfänglich, d.h. in den ersten Wochen, oft nicht
senkt. Einiges spricht dafür, dass die alleinige medikamentöse, antidepressive Behandlungsform die
Suizidalität in bestimmten Fällen vorübergehend
fördern kann. Umso wichtiger ist eine begleitende
und stützende Psychotherapie.

Suizidales Handeln darf grundsätzlich auch nicht
mit Krankheit gleichgesetzt werden. Suizidales
Denken und Verhalten können selten auch bei
gesunden Menschen vorkommen, wenn die Lebensumstände extrem belastend sind. Suizidalität
ist insofern menschlich, als unter allen Lebewesen
nur Menschen zu sich selber bewusst Stellung be-
ziehen können. Aber die Gefahr von Suizidalität vergrößert sich im Zusammenhang mit Depressionen.

Eine Depression kann die Selbsteinschätzung und
die Bewertung der eigenen Lebenssituation so ins
Negative verdrehen, dass einem betroffenen Menschen der Suizid als einziger Ausweg erscheint.

Suizid und Anti-
depressiva

Suizidales Han-
deln ist nicht
krankhaft

Die meisten depressiven Menschen sind aber nicht wahnkrank. Sie haben durchaus Realitätssinn, wenn sie auch in ihrem negativ geprägten Denken vor allem ihre Lebensschwierigkeiten vor Augen haben. Persönliche Probleme am Arbeitsplatz, in der Familie und im übrigen Sozialleben werden übermächtig. Wer schwerer depressiv ist, traut sich wenig zu, auch weil er sich angehalten und ausgebremst fühlt. Diese Zurückhaltung und Hemmung geht mit einem niedrigen Selbstwertgefühl einher, muss aber nicht unbedingt zu Suizidalität führen. Sie können – wie mehrfach angedeutet – die Motivation und den Antrieb zum Handeln auch bremsen.

Wenn Probleme übermächtig werden

Werden depressive Menschen mit Suizidversuchen mit andern depressiven Menschen ohne Suizidversuche verglichen, so finden sich bei der suizidalen Gruppe neben erhöhten Aggressionswerten vor allem häufigere Missbrauchserfahrungen in der Kindheit, schwerwiegendere psychosoziale Probleme, geringere Lebensperspektiven, weniger bindende Werte sowie Alkohol- und Drogengebrauch (Übersicht bei Wolfersdorf 2006). Suizidalität ist ein Lebensproblem. Dazu gehören auch krankheitsbedingte Belastungen. Im Falle der Depression kann die Erkrankung auch durch widrige Lebensumstände mitbedingt sein, die diese verstärken (vgl. folgendes Kapitel).

Was kennzeichnet suizidale Depressive?

Die wichtigste Hilfe für suizidale Menschen ist eine enge, vertrauensvolle Beziehung. Schwer depressiv Erkrankte mit akuter Suizidalität bedür-

Die wichtigste Hilfe: eine enge Beziehung

fen einer spezialisierten Krankenhausbetreuung. Im Schutze einer tragenden Gemeinschaft ist es auch besser möglich, eine höher dosierte antidepressive Behandlung einzusetzen. Depressiven Menschen, die durch Schlaflosigkeit und Angst besonders geplagt sind, kann mit Beruhigungsmitteln (sog. Tranquilizern) zusätzlich geholfen werden. Lithium kann in geeigneter Dosierung die Suizidalität längerfristig senken. Das A und O der Suizidvorbeugung ist aber die therapeutische Beziehung. Sie erfordert spezielles Geschick und Fingerspitzengefühl, um den traumatisierten und suizidalen depressiven Menschen nicht zu beschämen und einen vorurteilsfreien Zugang zu seinem Erleben zu finden.

Über Suizidgedanken sprechen

Ein weit verbreiteter Irrtum ist, dass Selbsttötungsabsichten nicht angesprochen werden sollten, weil damit die Suizidgefahr geradezu heraufbeschworen werde. Das Gegenteil trifft zu. Viele suizidale Menschen sind froh, offen über ihre mitunter sehr quälenden und eindringlich erfahrenen Suizidgedanken sprechen zu können. Selbst jene, die schließlich einen Suizid begangen haben, haben in der Mehrzahl der Fälle kurz zuvor noch einen Arzt aufgesucht, wohl in der leider nicht erfüllten Hoffnung, Hilfe bei einem verständnisvollen Ansprechpartner zu finden.

Eingreifen ist ethisch gerechtfertigt

Selbsttötungsabsichten können einem depressiven Menschen nicht ausgeredet werden. Sie stehen im Zusammenhang mit depressiver Hoffnungslosigkeit oder einer belastenden Lebenssituation. Das

DER VERLAUF

Eingreifen im Falle akuter Suizidgefahr rechtfertigt sich ethisch aus der Tatsache, dass die wenigsten Personen nachträglich ihre Rettung bedauern oder sich später doch noch töten. 9 von 10 Menschen, die einmal einen Suizidversuch begangen haben, sind 10 Jahre später noch am Leben. Sie sterben meist eines natürlichen Todes. Die Lebenskraft hat schließlich über die Lebensnot gesiegt.

Die Begegnung mit einem depressiven und suizidalen Menschen gestaltet sich offener, wenn weder Depressivität noch Suizidalität tabuisiert oder ausschließlich pathologisiert werden. So paradox es erscheinen mag: Depressivität kann das Leben in aussichtsloser Situation vorübergehend auch schützen. Auch Suizidalität ist ambivalenter Natur. Sie geht nicht nur mit einem Todeswunsch, sondern meist auch mit dem Wunsch zu leben einher. Wenn die Hoffnung, doch noch einen Weg im Leben zu finden, durch eine geeignete Therapie und durch die Unterstützung bei Lebensproblemen gestärkt werden kann, lösen sich oft Depressivität und Suizidalität gemeinsam auf.

Neben dem Todeswunsch: meist auch ein Wunsch zu leben

Die Ursachen

»Depressionen werden vererbt«

Der genetische Einfluss auf das Entstehen von Depressionen

Bis vor drei Jahrzehnten wurde in der Psychiatrie zwischen genetisch bedingten (»endogenen«) und psychosozial bedingten (»psychogenen«) Depressionen unterschieden. Diese Unterscheidung, die nicht mehr dem aktuellen psychiatrischen Wissensstand und der modernen Diagnostik entspricht, hat sich in der öffentlichen Meinung weitgehend gehalten. Sie hat dazu geführt, dass noch häufig v. a. schwere Depressionen als erblich bedingt angesehen werden. Zwar kann bei einem Menschen der erbliche Einfluss, bei einem anderen der psychosoziale Einfluss auf die depressive Entwicklung größer sein. Doch lassen sich genetische und Umwelteinflüsse insofern schwer trennen, als Gene durch Umweltfaktoren aktiviert werden und umgekehrt die erbliche Disposition die Reaktionsweise auf Umweltreize beeinflusst. Gerade bei depressiven Episoden konnte gezeigt werden, dass solche »Gen-Umwelt-Interaktionen«

Genetische und Umwelteinflüsse: schwer trennbar

die Regel darstellen. So werden Depressionen häufig durch belastende Lebensereignisse (wie den Verlust eines Elternteiles oder eines Lebenspartners) sowie durch Traumatisierungen ausgelöst. Diese Belastungssituationen wirken sich aber je nach erblicher Disposition und weiteren Umständen unterschiedlich aus.

Im Wissen um das grundlegende Zusammenspiel von erblicher Anlage und Umweltgeschehen kann dennoch versucht werden, abzuschätzen, wie groß der genetische bzw. Umweltbeitrag zum depressiven Geschehen ist. Dazu wurden im Wesentlichen drei Untersuchungsansätze entwickelt, nämlich die sog. Familien-, Adoptiv- und Zwillingsstudien.

In Familienstudien wird untersucht, wie häufig Menschen an Depressionen erkranken, die einen depressiven Elternteil oder ein depressives Geschwister haben – im Vergleich zu Personen ohne depressiven Angehörigen. Bei »familiär belasteten« Personen finden sich mindestens doppelt so viele depressive Erkrankungsfälle wie bei Menschen ohne eine solche »familiäre Belastung«. Dazu ist allerdings zu bemerken, dass diese (nicht sehr große) Häufung nicht durch genetische Einflüsse bedingt sein muss, sondern auch Folge unterschiedlicher familiärer Beziehungsweisen und Konflikte sein kann.

In Adoptivstudien werden Kinder depressiver Mütter untersucht, die im frühen Alter von gesunden Eltern adoptiert wurden. Das depressive Erkrankungsrisiko dieser Kinder scheint nur geringgradig erhöht. Dies spricht für einen geringen genetischen Einfluss und betont die Bedeutung psychosozialer Schutz- oder Belastungsfaktoren. Allerdings sind die wenigen bisher durchgeführten Adoptivstudien wegen methodischer Mängel nicht sehr aussagekräftig. Größer ist die Aussagekraft der zahlreicheren und methodisch besser durchgeführten Zwillingsstudien. Dabei wird untersucht, wie sich eineiige (genetisch identische) und zweieiige (genetisch differente) Zwillinge bezüglich des gemeinsamen Auftretens von Depressionen unterscheiden. Aus solchen Zwillingsstudien kann der Schluss gezogen werden, dass der genetische Beitrag zur depressiven Erkrankung um 35 Prozent (bei einer großen Varianz der Studienergebnisse) beträgt. Rund 65 Prozent, also der weit größere Teil, geht auf Kosten individueller Belastungen durch die Umwelt.

Zwillingsstudien betonen den Umwelteinfluss

Doch ist, wie gesagt, die strikte Trennung von Umwelteinflüssen und erblicher Disposition problematisch. Umweltbelastung und genetische Disposition greifen wie Schlüssel und Schloss ineinander und beeinflussen sich sogar gegenseitig. Das zeigt sich besonders deutlich bei der Analyse des Krankheitsverlaufs. Erste depressive Episoden werden fast regelhaft durch überfordernde Lebenssituationen ausgelöst. Dabei ist jedoch die Dauer und der Behinderungsgrad der depressiven Episoden neben biografischen Einflüssen und der Beziehungssituation von der genetischen Verletzlichkeit abhängig. Auch die Wahrscheinlichkeit, später depressive Rückfälle zu erleiden, wird ne-

Genetische und Umweltfaktoren müssen ineinander greifen

ben den genannten Faktoren durch die genetische Disposition beeinflusst. Bei genetisch bedingter Verletzlichkeit besteht eine gewisse Gefahr, dass schon geringere soziale Belastungen im weiteren Verlauf wieder depressive Episoden auslösen können.

Da erbliche Faktoren bei der Entstehung von Depressionen eine Rolle spielen, ist es naheliegend zu versuchen, mit modernen molekularbiologischen Methoden einzelne Genorte zu bestimmen, die für diese genetische Verletzlichkeit, für Depressionen, verantwortlich sind. Die bisherigen Untersuchungen lassen den Schluss zu, dass die depressive Reaktionstendenz nicht auf ein einzelnes Gen zurückgeführt werden kann. Auch wenn verschiedene infrage kommende Gene untersucht werden, kann nur ein kleiner Anteil der genetischen Verletzlichkeit durch bisher untersuchte Dispositionsgene erklärt werden. Das Auftreten von Depressionen lässt sich also in den meisten Fällen nicht auf bekannte Genveränderungen zurückführen. Nur bei der manisch-depressiven Erkrankung, die eine bedeutend höhere erbliche Veranlagung als rein depressive Erkrankungsfälle aufweist, sind bisher größere molekularbiologische Fortschritte erzielt worden.

Weil das Zusammenspiel von Erbanlage, Biografie und aktueller Lebenssituation so komplex ist, kann in naher Zukunft nicht mit einem molekularbiologischen Durchbruch des Verständnisses von Depressionen gerechnet werden. Vorsicht ist

Nicht ein einzelnes Gen ist ursächlich

Vorsicht bei genetischen Erklärungsversuchen

74   DIE URSACHEN

geboten angesichts des Anspruchs, die depressive Reaktionsweise direkt auf einen genetischen Faktor zurückzuführen. Es könnte auch sein, dass bestimmte genetische Dispositionen durch prägende Lebenserfahrungen verstärkt zum Ausdruck kommen, während andere genetische Dispositionen infolge günstiger Umstände nicht zur Entfaltung gelangen. Dann wäre die depressive Reaktionstendenz nicht ein direktes Abbild einer Genkonstellation, sondern schwer durchschaubare Folge eines Ineinanders und Miteinanders von Anlage, Lebensgeschichte, Wertvorstellungen und sozialen Kompetenzen.

Die Rolle der Lebenserfahrungen

»Depression ist nur eine Krankheit des Gehirns«

Die Rolle des zentralen Nervensystems

Depression wurde Ende des 20. Jahrhunderts häufig auf einen Mangel an Botenstoffen im Gehirn zurückgeführt. Wie die Zuckerkrankheit (Diabetes mellitus) durch einen Mangel an Insulin entsteht, sollte Depression durch einen Mangel an Serotonin oder eines andern Botenstoffes im Gehirn bedingt sein.

Diese ältere Auffassung ist verführerisch. Sie wirkt suggestiv, weil es einleuchtet, dass depressiven Menschen in ihrer Niedergeschlagenheit und Antriebslosigkeit ein aktivierender Stoff fehlt. Hinzu kommt, dass es Pharmafirmen mittels Marketingmethoden gelang, die Vorstellung eines Noradrenalin- oder Serotoninmangels populär zu machen, um ihre Medikamente, die solche Botenstoffe vermehren, erfolgreicher verkaufen zu können.

Auch in der Psychiatrie ging man noch vor einem Vierteljahrhundert davon aus, dass mit der Erforschung der Botenstoffe das Rätsel der Depression zu lösen sei. Diese Erwartung ging von der Beobachtung aus, dass die damals entdeckten Medikamente, die den Botenstoff Noradrenalin in den Nervenverbindungsstellen (Synapsen) erhöhen, eine antidepressive Wirkung haben. Zudem wurde beobachtet, dass andere Medikamente

Eine suggestive Hypothese

Botenstoffe als Lösung des Rätsels?

DIE URSACHEN

(wie Reserpin), die Noradrenalin senken, gelegentlich Depressionen hervorrufen.

Zweieinhalb Jahrzehnte weiterer biochemischer und klinischer Forschung haben das einfache Konzept eines Mangels an Botenstoffen zur Erklärung der Depression erschüttert. Trotz großer Forschungsanstrengungen konnte kein einheitlicher und durchgehender Mangel der Botenstoffe Noradrenalin und Serotonin bei depressiv Erkrankten festgestellt werden. Vielmehr fanden sich viele Menschen z.B. mit niedrigen Serotoninwerten, die dennoch nicht depressiv waren, oder Menschen mit hohen Serotoninwerten, die depressive Symptome aufwiesen. Es stellte sich zudem heraus, dass antidepressiv wirksame Medikamente nicht nur einen Einfluss auf Botenstoffe haben, sondern auch andere wichtige Hirnvorgänge beeinflussen. Zudem erwies sich, dass Antidepressiva mit ganz unterschiedlicher Wirkung auf bestimmte Botenstoffe trotz dieser Differenz eine teilweise identische therapeutische Wirkung auf die Symptome depressiver Menschen haben. Damit scheint es unwahrscheinlich, dass der Mangel eines bestimmten Botenstoffes (z.B. Serotonin) die Entstehung einer Depression generell erklären kann.

Serotoninmangel ist als Ursache nicht ausreichend

Das heutige Wissen kann wie folgt zusammengefasst werden: Zwar dürften Botenstoffe wie Serotonin und Noradrenalin (aber auch Dopamin, Glutamin und weitere Botenstoffe) am depressiven Geschehen beteiligt sein, ohne dieses allerdings direkt zu bedingen. Diese Botenstoffe

Was man heute weiß

spielen eher eine Vermittlerrolle zwischen hormonellen Stressveränderungen (wie dem Anstieg des Dauerstresshormons Cortisol) und den letztlich entscheidenden Aktivitätsveränderungen verschiedener Hirnareale (vgl. Abb. 4). An sich ist dieses Zusammenspiel schwer zu durchschauen und bleibt vorerst hypothetisch. Das menschliche Gehirn hat so viele Nervenzellen wie das Universum Sterne zählt. Zudem sind die einzelnen Nervenzellen hundert- bis tausendfach miteinander verbunden. Die Übertragung der Reize zwischen ihnen wird von den verschiedensten Botenstoffen beeinflusst. Das macht es wenig aussichtsreich, eine den ganzen Menschen betreffende Veränderung wie die Depression im Gehirn an einem Ort oder in einer chemischen Veränderung zu lokalisieren.

Das komplexe
Zusammenspiel
der Nervenzellen

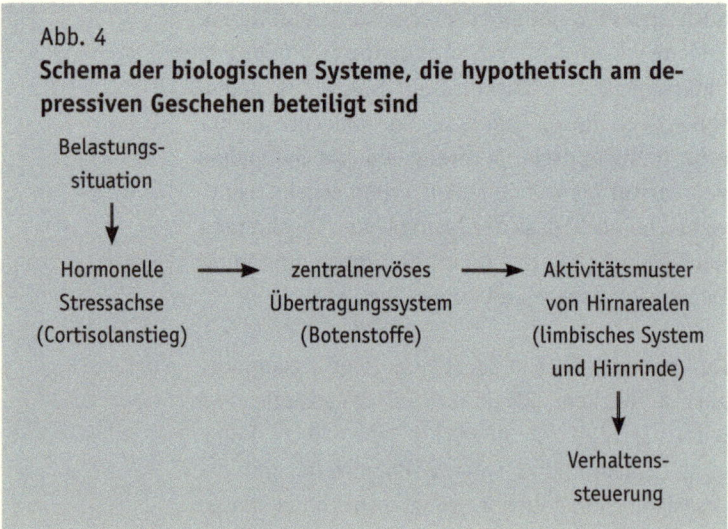

Abb. 4
Schema der biologischen Systeme, die hypothetisch am depressiven Geschehen beteiligt sind

Belastungs-
situation

↓

Hormonelle   ⟶   zentralnervöses   ⟶   Aktivitätsmuster
Stressachse   Übertragungssystem   von Hirnarealen
(Cortisolanstieg)   (Botenstoffe)   (limbisches System
                                              und Hirnrinde)

↓

Verhaltens-
steuerung

Dennoch ist es aufschlussreich, dem Gehirn mit modernen bildgebenden Verfahren (wie der funktionellen Magnetresonanztomografie, fMRT) gleichsam bei der Arbeit zuzuschauen. Es bestätigt sich, dass bei depressiven Personen – im Gegensatz etwa zu Menschen mit Hirnschlägen oder Tumoren – kaum isolierte und gleichbleibende Hirnveränderungen zu finden sind, sondern Netzwerke verschiedener Zellgruppen und Hirnareale in unterschiedlichem Ausmaß betroffen sind.

Dass Depressionen mit Überforderung und hilflos machenden Belastungssituationen zusammenhängen, zeigt sich neurobiologisch darin, dass im depressiven Zustand das sog. limbische System – ein tief im Hirn gelegenes Verarbeitungszentrum von emotionalen Reizen – überaktiv ist. Die Aktivität dieses Systems hängt besonders eng mit dem Stresshormon Cortisol zusammen. Die forcierte Aktivierung des limbischen Systems spiegelt also eine besonders starke Stressbelastung wider.

Es kann nun der Fall eintreten, dass die Erregung des limbischen Systems die Regulationsmöglichkeiten höherer Zentren in der Gehirnrinde übersteigt oder die Zusammenarbeit des limbischen Systems mit diesen Rindenzentren durch Verbindungsmängel gestört ist. Dann kann es bis zu einem Aktivitätsverlust dieser höher gelegenen Hirnrindengebiete kommen. Tatsächlich sind bei schweren Depressionen häufig bestimmte Rindengebiete im Stirn- und Scheitelhirn weniger

Depression betrifft im Gehirn eher Netzwerke von Zellgruppen und Hirnarealen

Die Aktivität des limbischen Systems

Auswirkungen auf Teile des Stirn- und Scheitelhirns

durchblutet und in ihrem Stoffwechsel herabgesetzt. Diese Areale spielen beim Planen, Auslösen und Durchführen von Handlungen eine wichtige Rolle. Ihre Aktivitätseinbuße geht bei schweren Depressionen mit einer Hemmung des Gedankenflusses, mit Apathie und einer Verlangsamung der Bewegungsabläufe einher, doch diese Aktivitätsveränderungen sind in der Regel vorübergehender Natur. Sie klingen entweder spontan oder unter geeigneter Therapie wieder ab. Sie sind also im Wesentlichen umkehrbar (reversibel) und nicht Ausdruck eines Gewebsschadens oder einer anderen irreversiblen Schädigung.

Zudem ist die Streubreite der gefundenen Aktivitätsveränderungen im Gehirn depressiver Menschen groß. Bei einzelnen Betroffenen können eben jene Hirnareale besonders aktiv sein, die sich bei anderen Erkrankten als inaktiv erweisen. Das hat es bisher verunmöglicht, einen »biologischen Marker« für das depressive Geschehen zu entwickeln. Mit anderen Worten: lediglich aufgrund einer bestimmten Veränderung der Hirnaktivität kann bei einem Menschen nicht mit Sicherheit auf das Vorliegen einer Depression geschlossen werden. Auch wenn die neurobiologische Verankerung der depressiven Blockade zunehmend besser verstanden wird, ist auch die neurowissenschaftliche Forschung heute noch ein gutes Stück davon entfernt, das Rätsel Depression zu lösen. So können die depressionsbedingten Veränderungen im zentralen Nervensystem – etwa der Anstieg der Stresshormone, der Abfall von Botenstoffen oder

die Veränderung der elektrischen Hirnaktivität –
auch durch zwischenmenschliche Belastungen
und persönliche Konflikte hervorgerufen werden
und müssen nicht Ausdruck einer primären hirn-
organischen Störung sein. Der Einfluss von Natur
und Kultur ist nicht scharf zu trennen. Nachgewie-
senermaßen führen bei depressiven Menschen
nicht nur medikamentöse Behandlungen, sondern
auch psychotherapeutische Gespräche zu einer
Normalisierung des Hirnstoffwechsels und der
Hirnaktivität.

Depression ist nicht nur eine Störung des Gehirns.
Die veränderte Hirnfunktion eines depressiven
Menschen kann auch mit einer unlösbar erschei-
nenden Lebenssituation in Zusammenhang stehen.

Der Einfluss von
Natur und Kultur
ist nicht scharf zu
trennen

»Depressionen sind rein seelisch bedingt«

Zur Psychodynamik depressiven Leidens

Wie schon aus den vorangegangenen Kapiteln hervorgeht, sind Depressionen vielfach durch erbliche und hirnorganische Ursachen mitbedingt. Nicht selten kann sogar eine isolierte Durchblutungsstörung des linken Stirnhirns, eine Unterfunktion der Schilddrüse oder eine andere körperliche Erkrankung eine Depression bewirken, ohne dass eine zusätzliche psychische Belastung hinzukommt. In diesen Fällen werden Netzwerke im Gehirn, die auch bei depressiven Reaktionen infolge psychosozialer Belastungssituationen eine wichtige Rolle spielen, direkt geschädigt oder so beeinflusst, dass ein Mensch sich depressiv verhält.

Seelische Verletzungen sind meist ausschlaggebend

Zweifellos sind aber seelische Verletzungen bei der Mehrheit depressiver Erkrankungen von ausschlaggebender Bedeutung. Wie bereits betont wurde, zeigt sich eine Depression nicht nur in einer Veränderung des seelischen Erlebens, sondern hängt auch meist ursächlich mit Belastungen durch die Umwelt und seelischen Enttäuschungen zusammen. Sind deshalb Depressionen rein seelisch bedingt? Tatsächlich ist ein Großteil der Bevölkerung dieser Meinung, halten doch nach repräsentativen Umfragen viele Menschen an der Überzeugung fest, dass »mit dem Seelenleben einer Person etwas nicht stimmt«, wenn jemand depressiv wird. Sie beurteilen Depressionen als eine Erkrankung der Seele.

Diese Einschätzung steht im Gegensatz zur neuro-wissenschaftlichen Beurteilung der Depression als Krankheit des Gehirns. Seele und Gehirn stellen unterschiedliche Aspekte des Menschseins dar. Diese Aspekte müssen sich nicht ausschließen, sondern können ein Ganzes bilden. Mit »seelisch« ist das erfahrbare Erleben gemeint, nämlich die innere Dynamik des Fühlens, Denkens und Han-delns. Ein Mensch empfindet Müdigkeit, innere Unruhe und Lustlosigkeit, oder er fühlt Traurig-keit, Ekel und Wut. Demgegenüber lässt sich das Gehirn als Organ nicht erleben. An diesem Zentral-organ des Menschen lassen sich aber in depressi-vem Zustand Veränderungen beobachten, die mit dem Erleben in Zusammenhang stehen. Zu diesen organischen Veränderungen hat der Mensch kei-nen direkten Zugang. Sie sind immer nur von au-ßen festzustellen. Es handelt sich um chemische oder elektrische Vorgänge, die mit neurobiologi-schen Untersuchungsmethoden ermittelt werden können. Allerdings sind dem neurobiologischen Studium menschlicher Empfindungen, Emotionen und Gedanken Grenzen gesetzt. Nur wenn ein Ge-fühl oder ein Gedanke von anderen Gefühlen und Gedanken klar abgrenzbar ist und bei verschie-denen Menschen in identischer Weise auftritt, ist eine neurobiologische Analyse durchführbar. Doch dies ist nicht die Regel. Die Vielfalt menschlicher Empfindungen, Gefühle und Gedanken, die sich wechselseitig bedingen und ineinander überge-

Seele und Gehirn: zwei Aspekte des Menschseins

Äußeres Erforschen vs. Anteilnahme und Einfühlung

hen, entzieht sich weitgehend der bisherigen neurowissenschaftlichen Forschung. Was wir durch achtsames Innewerden unserer eigenen Gefühle und Gedanken feststellen können, sprengt die Möglichkeit einer neurowissenschaftlichen Analyse. Der äußere Zugang mit naturwissenschaftlichen Untersuchungsmitteln kann den inneren psychodynamischen Zugang nicht ersetzen. Wenn für die naturwissenschaftliche Forschung vor allem Scharfsinn und Rationalität gefordert sind, so sind für das psychodynamische Verständnis auch Anteilnahme und Einfühlung nötig.

Depressive Psychodynamik

Die wichtigsten Beiträge zu einem psychodynamischen Depressionsverständnis wurden denn auch von Menschen geleistet, die sich ihrem eigenen Erleben offen und mutig gestellt haben.

Auch heute tragen vor allem solche Menschen zur Erweiterung unseres Wissens über die psychodynamischen Abläufe bei Depressionen bei, die zu ihrer depressiven Not stehen und in oft schmerzhafter Offenheit auf Zusammenhänge zwischen ihrem Erleben, Denken und Handeln achten. Die Zeit steht nicht still. Unter den spätmodernen Lebensbedingungen verändert sich auch die depressive Psychodynamik. So macht es für die innere Entwicklung eines Menschen einen Unterschied, ob er in einer geschlossenen und hierarchisch geordneten Gesellschaft aufwächst oder wie heute unter globalisierten Bedingungen mit liberalen Wertvorstellungen. Deshalb ist die depressive Psychodynamik auch einem Wandel unterworfen, den es im-

Gesellschaftsform und Depression

mer neu zu entdecken gilt. Was gestern richtig war, muss heute modifiziert werden. Wenn früher eher Autoritätskonflikte und Schuldgefühle zu depressiven Reaktionen Anlass gaben, sind es heute – unter individualisierten Verhältnissen – häufiger Selbstwertprobleme, die zur depressiven Verstimmung beitragen.

Die Bedeutsamkeit von Selbstwertproblemen macht es nötig, auf die Entwicklung des Selbstbildes von Menschen zu achten. Ein unsicheres Selbst kann die Depressionsgefährdung erhöhen. Damit hat sich insbesondere die sogenannte Bindungsforschung beschäftigt, die untersucht, welche Folgen ein bestimmtes Erziehungsverhalten auf die kindliche Entwicklung von Selbstsicherheit und Sozialverhalten hat. Die Ergebnisse lassen sich so zusammenfassen: Wer als Kind früh verunsichert worden ist oder sich bei seinen Eltern nie ganz geborgen fühlen konnte, wird auf (drohende) Trennungen und Verluste besonders unsicher und ängstlich reagieren. Weil er in seiner Kindheit nicht üben konnte, aus einer bergenden und sicheren Eltern-Kind-Beziehung heraus auf Unbekanntes zuzugehen – sich gleichsam vom sicheren Hafen aufs offene Meer zu wagen –, fehlt ihm als Erwachsener oft das Vertrauen in die eigenen Möglichkeiten. Er traut sich dann auch weniger zu, eine Belastung oder einen Verlust zu meistern. Erschwerend kann hinzukommen, dass ein Mensch, der durch instabile oder ambivalente Beziehungsverhältnisse in der Kindheit wenig Selbstsicherheit erwerben und seine soziale Kompetenz nicht

Die Bedeutsamkeit von Selbstwertproblemen

Ergebnisse der Bindungsforschung

Abhängigkeit von anderen macht verletzlich

voll entwickeln konnte, dazu neigt, sich von andern Personen stark abhängig zu fühlen. Diese Abhängigkeit macht ihn besonders verletzlich für Rückzüge oder Abweisungen anderer Menschen. Sie erschwert aber auch seine eigene emotionale Entwicklung. Die Identitätsbildung bleibt oft unsicher, schwankend oder widersprüchlich. Aufgrund dieser Selbstunsicherheit wird es noch schwieriger, mit einer Verlustsituation umzugehen und die dabei auftretenden Gefühle zu ordnen. Stattdessen breiten sich Enttäuschung und Wut oder ein diffuses Gefühl des Gekränktseins im betroffenen Menschen ungehindert aus. Durch die schwer abgrenzbaren, die ganze Person einnehmenden Enttäuschungsgefühle können noch vorhandene Kräfte und Lösungsmöglichkeiten zugedeckt oder absorbiert werden.

Schon der frühchristliche Eremit Evagrius Ponticus verglich den depressiv verstimmten Menschen mit einem Lasttier, das von vorne vom Wunsch nach Befriedigung angetrieben und von hinten von Enttäuschung und Wut über die frustrierten Erwartungen traktiert wird. Sigmund Freud hat in ähnlicher Weise die depressive Dynamik als eine »Wendung der Aggression gegen sich selbst« charakterisiert. Während der Trauernde einen Verlust schließlich akzeptieren könne, leide der depressive Mensch (nach dieser psychoanalytischen Auffassung) daran, den Ärger über den Verlust nur sich selbst zuzuschreiben. So müsse und könne er das Verlorene nicht aufgeben. Dieser Vorgang der Selbstaggression lässt sich nach Sigmund Freud

Unsichere Identitätsbildung

Wie Freud die Depression deutete

DIE URSACHEN

an den Selbstvorwürfen depressiver Menschen
ablesen.

Ein anderer psychodynamischer Vorgang dürfte
heute allerdings noch wichtiger sein. Er hat mit
einem überhöhten Anspruch an sich selber zu tun.
Das heute gängige Ich-Ideal, ein besonders tüchti-
ges, erfolgreiches oder lustvolles Leben zu führen,
wird zur Belastung, wenn dessen Verwirklichung
an inneren oder äußeren Gründen scheitert, etwa
infolge Selbstüberforderung, an der Ausweglosig-
keit anhaltender beruflicher oder privater Konflikte, oder die berufliche Position verloren geht.

*Die Schattenseite
des modernen
Ich-Ideals*

Solche psychodynamischen Zusammenhänge der
Depression sind nicht einfach zu beweisen. Manche statistischen Daten unterstützen aber ihre Bedeutung. So finden sich bei depressiven Menschen
in der Kindheit häufiger Elternverluste durch Tod,
Scheidung oder andere Ursachen als bei nicht depressiven Menschen. Zudem konnte in Langzeit-
studien gezeigt werden, dass Kinder, die durch das
ambivalente oder inkonstante Erziehungsverhalten ihrer Eltern verunsichert wurden, später vermehrt mit depressiven Verstimmungen reagieren
im Vergleich zu Kindern, die in ihrer Erziehung
mehr Sicherheit erfahren haben.

*Kindheitserfah-
rung und spätere
Depression*

Allerdings hängt die Reaktion auf psychosoziale
Belastungen nicht nur von der Erziehung, sondern
auch von späteren Einflüssen und von aktuellen
Umständen ab. Schützend wirken sich tragende
Beziehungen, ein gutes soziales Netz, Halt ge-

bende Glaubens- und Wertvorstellungen sowie therapeutische Hilfen aus. Auch können emotionale Schwierigkeiten in der Kindheit durch spätere gute Lebenserfahrungen, etwa eine tiefe und anhaltende Liebesbeziehung, korrigiert werden.

Mangelnde positive Zuwendung als Depressionsursache

Nach Auffassung der Lerntheorie hängen Depressionen ursächlich mit einem Mangel an aktuellen positiven Erfahrungen zusammen. Wenn die Bemühungen eines Menschen keine positiven Rückmeldungen nach sich ziehen, kann dadurch das Verhaltensrepertoire geschwächt werden (sog. Verstärker-Verlust-Konzept). Wird ein bestimmtes Verhalten nicht belohnt, kann das zur Folge haben, dass auch andere Aktivitäten reduziert werden. Damit gerät ein Mensch jedoch in eine Art soziales Vakuum. Der Verlust an positiven Reaktionen macht ihn immer passiver und deprimierter.

Ursachen depressiver Resignation

Eine solche resignative Verhaltensreduktion kann durch den Tod oder die Trennung von Angehörigen, Zurückweisung durch Bezugspersonen, finanzielle Schwierigkeiten oder andere unglückliche Lebensumstände ausgelöst werden. Aber auch persönliche Eigenschaften – etwa eine große Verletzlichkeit mit Rückzugstendenz oder eine Neigung zu Misstrauen – können zum Schwinden positiver Rückmeldungen (sog. positiver Verstärker) beitragen. Eine Vielzahl von Untersuchungen konnte diesen Zusammenhang von Depressivität und Mangel an positiven Feedbacks bestätigen. Allerdings kann auch das depressive Geschehen selbst zu einem Verlust an positiver Verstärkung führen. Der Mangel an positiven Rückmeldungen, der eine depressive Verstimmung auslöst, wird dann durch die depressive Hemmung noch verstärkt. Es entsteht ein Teufelskreis, der zwar von Enttäuschungen durch Drittpersonen ausgelöst, aber durch den depressiven Aktivitätsverlust aufrechterhalten wird.

Der Teufelskreis der depressiven Hemmung

Ein anderes Konzept geht davon aus, dass depressives Verhalten eine Art »gelernte Hilflosigkeit« darstellt. Hilflosigkeit entsteht immer dann, wenn sich ein Mensch wiederholten negativen Erfahrungen durch keine irgendwie geartete Reaktionsweise entziehen kann.

Depressive Menschen weisen – auch nach meinen eigenen Untersuchungen – eine Tendenz auf, sich selbst die Schuld zu geben und sich im Vergleich zu anderen Menschen abzuwerten. Auch neigen sie dazu, sich fatalistisch ausgeliefert zu fühlen. Diese Haltung kann den Umgang mit belastenden Lebensereignissen erschweren. Sie kann ferner zu Bedrücktheit und Demotivation beitragen. Bekanntlich beeinflusst das Denken das Fühlen: »So wie man denkt, so fühlt man.« Allerdings gilt auch der Umkehrschluss: »So wie man fühlt, denkt man.« Drückt das depressive Geschehen auf die Stimmung, so werden auch die Gedanken schwer und bedrückt sein.

Kognitive (»geistige«) Aspekte

Die Wechselwirkung von Denken und Fühlen

In experimentellen Studien konnte zwar ein hochsignifikanter Zusammenhang zwischen negativem Denken und Depressivität nachgewiesen werden.

Auch Verlaufsstudien zeigen, dass ein weniger negatives bzw. eher positives Denken mit einer Depressionsaufhellung einhergeht. Doch ist im Einzelfall zu klären, inwieweit das negative Denken durch die depressive Stimmungslage selbst bedingt ist oder inwieweit es einen Hinweis auf gelernte Hilflosigkeit bzw. eine Ausdrucksweise hilflos gemachter Menschen darstellt.

Sicher ist, dass jede Depression zu einer Veränderung der zwischenmenschlichen Kommunikation führt. Zwischenmenschliche Aspekte verdienen deshalb in der depressiven Dynamik besondere Beachtung. Verunsicherte Angehörige und Betreuende neigen dazu, sich gegenüber dem Kranken zu verteidigen und ihren guten Willen zu betonen. Diese Selbstbehauptung kann vom depressiven Menschen als Abgrenzungs- und Distanzierungsversuch verstanden werden. Vielfach machen verunsicherte Bezugspersonen auch Ratschläge (»Schau doch auf die schöne Seite des Lebens«, »Nimm es doch einfach hin« etc.), die wie Schläge wirken.

Depression verunsichert Bezugspersonen

Zur inneren, individuellen Dynamik der Depression gesellt sich deshalb eine zwischenmenschliche Dynamik. Sie zeigt sich nicht nur in Konflikten, die eine depressive Reaktion auslösen, sondern v.a. im Wechselspiel zwischen Gesunden und Kranken während der Depression. Die Beziehungsdynamik verändert sich in der Regel parallel zur Tiefe des depressiven Zustandes. Sie kann zu einer Zerreißprobe für die Betroffenen werden. Sie

Depression als Zerreißprobe

kann aber auch eine Herausforderung sein, welche die Beziehung schließlich bestätigt und vertieft.

Die dargestellten Ebenen depressiver Dynamik, also die psychodynamische, die kognitiv-verhaltensorientierte und die interpersonale, stellen – trotz unterschiedlicher Auffassungen der ihnen zuzuordnenden Schulen – keine Gegensätze dar. Sie ergänzen sich in wichtigen Punkten. Die verschiedenen Aspekte können helfen, die depressive Dynamik besser zu verstehen und depressive Menschen besser zu behandeln.

Verschiedene Ansätze ergänzen sich

»Depressionen werden durch die Gesellschaft verursacht«

Zur gesellschaftlichen und kulturellen Dynamik der Depression

Neben biologischen und psychologischen werden auch soziale bzw. gesellschaftliche Ursachen der Depression vermutet. Tatsächlich spielen sich Depressionen nicht im gesellschaftlichen Vakuum ab. Inwieweit werden sie aber durch die Gesellschaft verursacht?

Unter den kulturellen Errungenschaften wurde zunächst der Religion von aufklärerischer, später auch von medizinischer und psychoanalytischer Seite der Vorwurf gemacht, sie mache Menschen zu depressiven Opfern, indem sie die Leidensbereitschaft fördere. Man sprach von einer religiös bedingten Gewissens- oder Über-Ich-Problematik, die Menschen unterwürfig mache und masochistischen Tendenzen ausliefere. In der Nachfolge Sigmund Freuds, der Religiosität mit neurotischer Unterwürfigkeit unter gottähnliche Elternfiguren gleichsetzte, haben Psychotherapeuten später den Begriff der »ekklesiogenen Neurose« geprägt. Damit ist eine kirchlich verursachte psychische Störung gemeint. Krankhaft wirke sich die im Christentum anzutreffende Verdrängung und Verleugnung der Triebnatur des Menschen aus. Sie führe dazu, den Menschen dauerhaft unter einem

»Ekklesiogene Neurose«?

bewussten oder unbewussten Gefühl von Schuld und Ungenügen leiden zu lassen.

Heute hat sich die Einschätzung der Religion in Psychologie und Psychiatrie gewandelt. Die »ekklesiogene Neurose« konnte nicht bestätigt werden. Es wird auch von psychotherapeutischer Seite gesehen, dass Religion mehrheitlich eine Halt gebende, gemeinschaftsbildende und gleichzeitig das Individuum stärkende Kraft (eine sog. Ressource) ist. Gerade ihre Wirkmächtigkeit macht sie aber auch für Missbräuche anfällig, die offenbar Sigmund Freud im Auge hatte.

Religion als Halt gebende Kraft

Die aktuelle sozialpsychologische Gesellschaftskritik richtet sich kaum mehr gegen die Religion als gegen die Dominanz wirtschaftlicher und neoliberaler Einflüsse im Alltagsleben. So sprechen die französische Psychoanalytikerin Elisabeth Roudinesco wie auch ihr Landsmann, der Soziologe Alain Ehrenberg, von einer »depressiven Gesellschaft«. Beide kritisieren das vorherrschende Wirtschaftsdenken.

Haben wir eine »depressive Gesellschaft«?

Eine Depression stellt jedoch eine ernsthafte Krankheit dar, die weder mit noch so richtigen kulturkritischen Überlegungen abgetan noch mit einem generellen Kulturpessimismus relativiert werden kann. Dennoch ist nicht von der Hand zu weisen, dass sozioökonomische und kulturelle Bedingungen das depressive Geschehen beeinflussen. So überfordert die neoliberale Flexibilisierung des Arbeitsmarktes nicht wenige Menschen. Ständige Umstrukturierun-

Sozioökonomische und kulturelle Einflüsse

gen und Firmenzusammenlegungen rufen Angst und Unsicherheit hervor. Weil Nischenarbeitsplätze in der heutigen Arbeitswelt wegfallen, werden Menschen mit einer anhaltenden psychischen Beeinträchtigung immer häufiger invalidisiert. In der Schweiz haben sich die Frühverrentungen aus psychischen Gründen zwischen 1996 und 2006 fast verdoppelt. In Deutschland spielt die Arbeitslosigkeit bei der Auslösung depressiver Störungen eine noch wichtigere Rolle. Wie im Abschnitt »Depression ist eine Wohlstands- oder Modekrankheit« dargestellt, lassen sich die depressiven Folgen von Arbeitslosigkeit empirisch gut belegen (vgl. S. 39).

Arbeitslosigkeit und kulturelle Entwurzelung

Neben Arbeitslosigkeit trägt auch kulturelle Entwurzelung zur Entstehung von Depressionen bei. Eine sogenannte Entwurzelungsdepression wird vor allem bei Menschen beobachtet, die ihre Heimat verlieren. Diese besondere Depressionsproblematik ist ein Nebeneffekt der Globalisierung und breitet sich weltweit entlang den Migrationsströmen aus.

Gesellschaftliche Faktoren können auch mitverantwortlich dafür sein, dass Frauen vermehrt an Depressionen erkranken (vgl. S. 44). Nicht zuletzt lässt sich die mit der Depression eng verwandte Burnout-Problematik auf dem Hintergrund der heutigen Arbeits- und Wirtschaftssituation diskutieren (vgl. S. 143).

Indirekte gesellschaftliche Einflüsse

So markant also Depressivität bei bestimmten Bevölkerungsgruppen mit gesellschaftlichen Bedingungen direkt zusammenhängt, dürfte der

DIE URSACHEN

indirekte Einfluss gesellschaftlicher Verhältnisse auf die Depressionsproblematik insgesamt doch wichtiger sein. Der indirekte Einfluss zeigt sich z.B. in der kulturabhängigen Weise, wie die Krankheit Depression definiert wird, oder in der Art, wie das Depressiv-Sein in einer Gesellschaft bewertet wird und wie mit depressiven Menschen (etwa versicherungsrechtlich) umgegangen wird. Die kulturabhängige Erfassung der Diagnose Depression, die gesellschaftliche Einstellung gegenüber depressiven Verhaltensmerkmalen und die damit zusammenhängenden Wertsysteme beeinflussen zweifelsohne die Auseinandersetzung depressiver Menschen mit ihrer Krankheit, sei es in eher günstiger oder ungünstiger Weise.

Die Diagnose »Depression« ist kulturabhängig

In den letzten Jahrzehnten ist die Definitionsschwelle für depressive Störungen ständig herabgesetzt worden. Daran war nicht zuletzt die Pharmaindustrie interessiert, weil sich so die potenzielle Zielgruppe für Medikamente vergrößerte. Die Verbreiterung des diagnostischen Spektrums »Depression« hat aber auch damit zu tun, dass sich die gesellschaftlichen Wertvorstellungen stark gewandelt haben. Wurden früher Leid und Not vor allem als Herausforderungen betrachtet, denen man sich zu stellen hat und an denen man wachsen kann, wird heute jegliches Leiden – vor allem aber Bedrücktheit und psychische Not – zunehmend pathologisiert, d.h. als unnötig und krankhaft gewertet. So setzt auch die Weltgesundheitsorganisation (WHO) Krankheit weitgehend mit Leiden gleich. Dadurch wird es immer schwieriger, nor-

Die Schwelle für »Depressivität« wird niedriger

Wandel der Wertvorstellungen

male Deprimiertheit von krankhafter Depression abzugrenzen. Indem Gesundheit mit Wohlbefinden gleichgesetzt wird, steigt auch der psychische Normalisierungsdruck. Wer aber nicht deprimiert sein darf, läuft eher Gefahr, depressiv zu werden.

Auch nicht-depressive Verhaltensweisen können in den Verdacht geraten, eine Depression zu verbergen. Das lässt sich an der künstlich konstruierten Diagnose des »Sissi-Syndroms« zeigen – benannt nach der österreichischen Kaiserin Elisabeth (genannt Sisi). Dabei soll es sich (nach Aussage der PR-Abteilung eines Industrieunternehmens) um eine untypische Depressionsform handeln, die sich hinter Sportlichkeit und ostentativ zur Schau getragener Lebensbejahung verstecke. Ursache dieser Störung – so wurde ab 1998 in über 500 Veröffentlichungen breitenwirksam verkündigt – sei ein Serotoninmangel, der aber mit einem bestimmten Medikament (von der Firma, die dieses Syndrom bekannt gemacht hatte) behoben werden könne. Einige Jahre später, nämlich im Jahre 2003, kam eine unabhängige Forschergruppe zu dem Schluss, dass die aufgestellten Behauptungen zum »Sissi-Syndrom« wissenschaftlich unbegründet sind. »Rückblickend muss man wohl annehmen, dass das Unternehmen ein Medikament entwickelt hat, für das es anschließend nach einer profitablen Indikation suchte. Denkt man den Zusammenhang von Diagnose und Therapie gewöhnlich umgekehrt, so ist es weltweit doch keine Ausnahme, dass vorhandene Therapiemöglichkeiten passende Diagnosen nach sich ziehen.« (Haubl 2005)

Der amerikanische Soziologe Richard Sennett hat in seinem bemerkenswerten Buch »Der flexible Mensch« anhand zahlreicher empirischer Befunde dargestellt, wie sich am Ende des 20. Jh. in nur einer Generation das Bild vom Menschen und seiner Lebensbahn unter den neoliberalen Wirtschaftsbedingungen der letzten Jahrzehnte grundlegend verändert hat. Am Beispiel einer Familie zeigt Sennett auf, wie an die Stelle eines traditionell verwurzelten, langfristig angelegten Lebensplanes zunehmend ein flexibler und unsteter Lebensentwurf getreten ist.

Der Einfluss kultureller Normen

Der »postmoderne Weltbürger« hat sich den kurzfristigen und wandelbaren Zielen des neuen globalen Wirtschaftens anzupassen. Gleichzeitig trägt er aber die historisch gewachsene Verpflichtung zu Autonomie und Selbstverwirklichung in sich. Dadurch gesellt sich zur Verpflichtung innerer Beharrlichkeit bzw. Ich-Identität die Forderung nach Mobilität und »kreativen Sprüngen«.

Der »postmoderne Weltbürger« hat autonom und flexibel zu sein

Die aufklärerische Vorstellung eines starken, autonomen und selbstverantwortlichen Subjektes wird in der depressiven Blockade zur Farce. Weil aber der moderne Mensch aufgeklärt ist und dieses Selbstbild verinnerlicht hat, kann er auch in der Depression nicht davon lassen. Die Vorstellung, dass nur der Tüchtige überlebt und die Stärke des modernen Menschen in seiner Macht- und Prestigeentfaltung liegt, ist zu tief verwurzelt. Tritt unter diesem leistungs- und anpassungsorientierten Denken eine depressive

Depression trifft den modernen Menschen an seinem wunden Punkt

Blockade auf, so wird das moderne Individuum an seiner sensibelsten Stelle getroffen. Denn ein autonomer Mensch ist auf sich selbst gestellt und darauf angewiesen, initiativ denken und handeln zu können. Gerade diese Fähigkeit ist aber in der Depression behindert. In ihr ereignet sich, was der moderne Mensch am wenigsten erträgt: Er erlebt klar und wach mit, wie seine persönlichen Entscheidungs- und Einflussmöglichkeiten eingeschränkt werden. Seine Gedanken und Erinnerungen werden schwerer abrufbar. Planen und Entscheiden sind ebenso blockiert wie ausführende Bewegungen oder körpersprachliche Ausdrucksformen. Doch bleibt sich der depressive Mensch – anders als in Bewusstlosigkeit oder bei einer dementiellen Erkrankung – seiner Situation bewusst. In dieser Situation fühlt sich das moderne Ich vor das Nichts gestellt. Es steht ihm nicht mehr – wie in der früheren Melancholieauffassung – der Ausweg offen, sich als Teil eines Weltganzen zu verstehen und daraus Sinn zu gewinnen. Es ist auf sich selbst zurückgeworfen, ohne in den vorherrschenden kulturellen Wertungen – in Globalisierung und Deregulierung – einen tragenden Grund zu finden.

Aber gerade im depressiven Geschehen geht die subjektive Erfahrung nicht unter. Bei aller Hilflosigkeit und Abhängigkeit erfährt sich der depressive Mensch als Leidender. Im Verlust seiner Eigenmächtigkeit bleibt ihm oft nur das schwache Erleben seiner Körperlichkeit. Dieses Erleben ist nicht ins Positive verkehrbar. Aber es ist das einzige, was ihm bleibt. Es ist ihm eigen. Mag das Individuum der Natur und der naturwissenschaftlichen Betrachtung gleichgültig sein, der einzelne Mensch kann sich nicht sich selbst entziehen. Er ist als Individuum, wie Manfred Frank sagt, »unhintergehbar«. (Er kann nicht hinter sich selbst zurücktreten.) Sein Eigenwert ist nicht durch die Natur oder die Evolution gegeben, sondern liegt in ihm.

Moderne depressive Menschen mögen an ihrer übersteigerten Subjektivität und am Erleben ihres Ungenügens scheitern. Aber sie können manchmal nach durchgestandener Depression eine für sie nicht selbstverständliche Erlebensfähigkeit entdecken und verspüren, dass es dieser »innere Raum« persönlichen Erlebens ist, der sie ausmacht. Sie können versuchen, sich selbst gegenüber mehr Sorge zu tragen, gerade auch weil sie erlebt haben, dass sie von vielen Konstellationen abhängig sind und nicht alles im Griff haben.

Der »innere Raum« des persönlichen Erlebens

Diese innere Seite des depressiven Geschehens droht in der spätmodernen Gesellschaft immer mehr übersehen zu werden. Wo aber ein Mensch, der zu Depressionen neigt, keine Zeit für sich findet, steigt auch das Risiko der Selbstüberforderung und damit das Risiko eines depressiven Rezidivs. Umgekehrt kann die Fundierung in einem »inneren Raum«, der ein Gegengewicht gegen die zentrifugalen Kräfte der modernen Lebenssituation schafft, die weitere Entwicklung des betreffenden Menschen günstig beeinflussen.

Die innere Seite der Depression nicht übersehen!

»Depressionen sind monokausal«

Ein mehrdimensionales Depressionskonzept

Bisher wurden in diesem Kapitel biologische (genetische und neuronale), psychologische und soziale Ursachen der Depressionsentstehung diskutiert. Alle diese Faktoren können zur Entwicklung einer Depression beitragen, ohne diese aber in der Regel – für sich allein genommen – erklären zu können. Vielmehr ist davon auszugehen, dass in den meisten Depressionsfällen verschiedene Faktoren zusammenwirken. Um eine Vorstellung dieses Zusammenwirkens zu gewinnen, soll im Folgenden ein mehrdimensionales Depressionskonzept vorgestellt werden. Es basiert auf dem heutigen Wissensstand und fasst die aktuelle empirische Befundlage in einem übersichtlichen und praktischen Modell zusammen (Abb. 5):

Abb. 5
Zirkuläres Depressionsmodell nach Hell 2009

Belastung
Distress

Verlusterlebnisse
(privat, beruflich)
Konfliktsituationen, chronische
Belastung, Isolation, Armut

Psychologische
Einstellung und Reaktion

abhängig von:
– Selbstbild
– interpersonellen Einflüssen
  (Biografie, Kultur)
– Persönlichkeitsstörungen

Biologische Reaktion
Deprimierung (motorische und
mentale Aktionshemmung)

abhängig von:
– Genetik (z. B. Serotonin-
  Transporter-Gen)
– Biografie, Neuroplastizität
  (z. B. Reagibilität der
  Hormonellen Stressachse HHN)
– Neuropathologie
  (z. B. Stirnhirninsulte,
  degenerative Veränderungen)

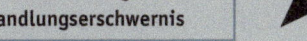
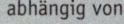

Wahrnehmung der
Handlungserschwernis

abhängig von:
– Sensibilität
– früheren (depressiven)
  Erfahrungen

Am Anfang einer ersten depressiven Episode
stehen meist belastende Erfahrungen – etwa ein
Partnerverlust, berufliche Erschöpfung oder Arbeitslosigkeit, eine unlösbare Konfliktlage oder

Isolation. Diese Belastungen führen zu anhaltendem Distress und lösen je nach Verletzlichkeit eines Menschen leichtere oder stärkere biologische Reaktionen aus. Viele Körperfunktionen werden auf typische Weise verändert. So finden sich häufig Veränderungen der Hirnaktivität (insbesondere des Stirnhirns und des sog. limbischen Systems), des Hormonhaushalts (im Besonderen ein Anstieg des Stresshormons Cortisol), der Psychomotorik (Verlangsamung, Hemmung) und des vegetativen Nervensystems. Insgesamt scheint der Körper durch diese Veränderungen wie ruhiggestellt und in seiner Aktivität gehemmt. Die beschriebene Reaktionsweise des Körpers lässt sich als Deprimierung charakterisieren. Sie geht mit einer motorischen und mentalen Aktionshemmung einher und wird von den einzelnen Menschen als Handlungserschwernis bewusst wahrgenommen. Betroffene empfinden diese Deprimierung als sehr unangenehm und lehnen sie meist ab. Viele sind durch die anhaltende Wirkung auch verunsichert. Sie suchen deshalb nach Möglichkeiten, diesem bedrückenden Bremsmanöver endlich ein Ende setzen zu können. Dabei werden nicht nur günstige, sondern oft auch ungünstige Bewältigungsweisen (sich überanstrengen, langes Grübeln und endloses Hadern) eingesetzt. Diese psychologischen Reaktionsweisen sind oft ihrerseits selbst belastend und führen zu neuen Enttäuschungen. Diese erhöhen wiederum den Distress. Die Depressivität schaukelt sich in einer Art Teufelskreis hoch. So entwickelt sich aus der anfänglichen Deprimiertheit eine Depression, ähnlich wie bei Angsterkrankungen eben die »Angst vor der Angst« zu einer krankhaften Störung führt.

Solche Entwicklungen sind bei depressiven Episoden erfahrungsgemäß zu beobachten. Dabei spielen, wie das Modell darstellt, soziale, biologische und psychologische Faktoren zusammen, indem sie sich gegenseitig verstärken. Allerdings gilt festzuhalten, dass sich nicht alle Depressionen auf diese Weise erklären lassen. Bei einem geringen Anteil der Erkrankten stehen beispielsweise rein körperliche Störungen im Vordergrund.

Das dargestellte Depressionsmodell macht auch anschaulich, dass an verschiedenen Stellen des spiralförmigen Depressionsprozesses therapeutisch eingegriffen werden kann, um diesen Circulus vitiosus zu durchbrechen (vgl. S. 127, Abb. 7).

So kann soziotherapeutisch der belastende Distress infolge beruflicher oder zwischenmenschlicher Belastungen vermindert werden. Im beruflichen Umfeld gibt es unterschiedliche Maßnahmen, Stress zu reduzieren, und im zwischenmenschlichen Umfeld wäre beispielsweise einer Paartherapie eine solche Maßnahme. Biologische Therapien können die körperlichen Reaktionsweisen zum Beispiel psychopharmakologisch beeinflussen. Die psychologische Problematik, die den depressiven Teufelskreis unterhält, kann durch Psychotherapien nachhaltig gemildert oder beseitigt werden. Schließlich kann bei beginnenden und leichteren depressiven Verstimmungen auch Selbsthilfe dazu beitragen, dass sich der Teufelskreis nicht weiter aufschaukelt. Von diesen Möglichkeiten wird im nächsten Kapitel detaillierter die Rede sein.

Eine ausführliche Darstellung des hier nur kurz erwähnten Depressionskonzeptes und der damit zusammenhängenden therapeutischen Konsequenzen findet sich in meinem Buch »Depression als Störung des Gleichgewichts« (Kohlhammer 2013).

Therapie und Prophylaxe

»Jeder depressive Mensch braucht
Medikamente«

Ergebnisse der Therapieforschung

Noch vor kurzer Zeit herrschte in der Öffent-
lichkeit die Meinung vor, depressive Menschen
müssten in der Regel psychotherapeutisch behandelt werden. Schließlich handele es sich bei
Depressionen um seelische Erkrankungen. In der
Zwischenzeit – nach »der Dekade des Gehirns« in
den 1990er-Jahren und der Popularisierung der
Neurowissenschaften – nehmen immer mehr
Menschen an, die Depression sei als Hirnerkrankung primär mit biologischen bzw. pharmakologi-
schen Methoden zu behandeln.

*Psycho- oder
Pharmako-
therapie?*

Beide Positionen, die ältere und die neuere, sind
zu hinterfragen. Zum einen wird eine Entscheidung nach dem »Entweder-oder-Prinzip« der Wirklichkeit nicht gerecht. Oft zeigt die Kombination
verschiedener Methoden im Sinne eines »Sowohl-
als-auch« bessere Resultate. Zum anderen hängt
die Therapiewahl auch vom Schweregrad der Erkrankung, von der Persönlichkeit der Betroffenen

und von der zugrunde liegenden psychosozialen oder körperlichen Problematik ab.

Große Fort-
schritte in
der Therapie-
forschung

Die Therapieforschung hat in den letzten Jahrzehnten große Fortschritte gemacht. Besonders aussagefähig sind Studien, welche die Wirkung einer medikamentösen Behandlungsmethode mit einem Scheinpräparat, d.h. einem Placebo, oder eine spezifische Psychotherapie mit einer unspezifischen Methode (wie nicht weiter differenzierte ärztliche Gespräche) vergleichen.

Placebos haben
eine erstaunlich
hohe Wirksamkeit

Die meisten Medikamentenstudien werden heute so durchgeführt, dass ein neues Medikament doppelblind (d.h. ohne Wissen des Behandelten und des Behandlers, welches Mittel verabreicht wird) gegen ein bewährtes älteres Medikament getestet wird. Allerdings kann man schon deshalb nicht immer auf Vergleiche mit Placebo verzichten, weil solche Scheinpräparate im Falle der Depression eine erstaunlich hohe Wirksamkeit haben. Die Placebowirkung hängt von psychosozialen Einflüssen ab. Verändern sich die gesellschaftlichen Bedingungen, dann verändert sich nicht nur die Placebowirkung, sondern auch die Wirkung der Antidepressiva. So wurde in den vergangenen beiden Jahrzehnten in akuten Depressionsstudien ein kontinuierlicher Rückgang der Patienten beobachtet, die auf eine medikamentöse Therapie ansprechen. Über die Gründe kann man nur spekulieren. Sicher spielen veränderte Lebensgewohnheiten, verändertes Konsumverhalten, Vorerfahrung mit

Psychopharmaka und veränderte Umweltfaktoren eine wichtige Rolle.

Bei leichten Depressionen ist der Wirkunterschied zwischen Placebo und Antidepressivum statistisch gering, sodass nur sehr wenige Patienten von der Antidepressiva-Behandlung mehr profitieren als von einem Placebo. Bei schweren Depressionen ist hingegen der Wirkunterschied zwischen Antidepressiva und Placebo ausgeprägter. Allerdings muss man in einem typischen Patientenkollektiv 4–6 depressiv Erkrankte behandeln, damit 1 Patient zusätzlich zu den unter Placebo zu erwartenden gebesserten Verläufen hinzugewonnen wird, also bei einem depressiven Menschen die Besserung auf das Antidepressivum zurückgeführt werden kann – und dies weitgehend unabhängig von der verwendeten Substanz (die nötige Anzahl der zu behandelnden Patienten ist also ein Maß für die Effektstärke eines Medikamentes).

Wirksamkeit von Medikamenten bei leichten Depressionen

In der Regel möchte aber ein depressiver Patient vor allem wissen, zu welchem Prozentsatz er mit einer wesentlichen Besserung rechnen kann, wenn er ein Medikament einnimmt. Im Durchschnitt profitieren erkrankte Menschen innerhalb eines Zeitraums von 6–8 Wochen in 50–70 Prozent der Fälle von der Therapie mit einem antidepressiven Medikament. Dabei sind unspezifische und Placebo-Effekte mitberücksichtigt. Ein depressiver Patient darf also damit rechnen, dass die Einnahme eines Antidepressivums dazu beiträgt,

Erhöhte Wahrscheinlichkeit der Besserung

dass die Wahrscheinlichkeit, sich von der Depression zu erholen, erhöht ist.

Zeitlicher Verlauf
der Wirkung

Was den zeitlichen Verlauf der Besserung betrifft, so haben Untersuchungen (von Hans Stassen und Jules Angst) gezeigt, dass die Unterschiede zwischen Antidepressiva- und Placebobehandlung marginal sind, also Antidepressiva nicht zu einer schnelleren Besserung als Scheinpräparate führen. Sie stoßen zum Heilungsprozess an als Scheinpräparate, haben also eine Art Trigger-Effekt.

Bei adäquater
Dosierung rasch
einsetzende
Wirkung

Bei diesen Untersuchungen wurde auch deutlich, dass die Wirkung der Antidepressiva rasch einsetzt, d.h. innerhalb der ersten zwei Wochen der Behandlung, sofern adäquat dosiert wird. Beobachtet man in den ersten beiden Wochen der Behandlung keinerlei Zeichen einer Besserung, so sinkt die Wahrscheinlichkeit, dass der betreffende Patient doch noch auf die Behandlung anspricht, auf unter 15 Prozent. Nach drei Wochen ohne Besserung liegt diese Wahrscheinlichkeit bereits unter 8 Prozent. Spätestens zu diesem Zeitpunkt muss der behandelnde Arzt die Behandlung modifizieren, entweder durch Dosiserhöhung, Zugabe eines anderen Präparates oder durch Wechsel des Medikamentes oder der Behandlungsmethode. Nur so kann dem Patienten eine unnötig lange und letztlich nicht zielführende Behandlung mit u.U. vielen unerwünschten Nebenwirkungen erspart werden.

Wie Anti-
depressiva genau
wirken, ist nicht
bekannt

Wie die erwünschte Wirkung der Antidepressiva im Einzelnen zustande kommt, ist nicht bekannt.

Frühere Annahmen, dass Antidepressiva einen
Mangel an Botenstoffen wie Serotonin oder Noradrenalin ausgleichen, haben sich als alleinige Wirk-
ursache nicht bestätigt (vgl. Teil 5: Die Ursachen).
Auch neuere Theorien, die von einem Einfluss auf
die Empfangszellen (Rezeptoren) von Botenstoffen
oder auf das hormonregulierende System ausgehen, können die therapeutische Wirkung nur begrenzt erklären. Gleiches gilt für die Beobachtung,
dass Antidepressiva Vorgänge in Nervenzellen und
in Zellkernen beeinflussen. Auch wenn noch vieles
offen bleibt, hat die pharmakologische Forschung
doch manches zum Verständnis der neurobiologi-
schen Grundlage der Depression beigetragen.

Im Vergleich dazu steckt die Erforschung der Wirk-
mechanismen von Placebos noch in den Kinder-
schuhen. Nur wenig ist darüber bekannt. Es wird
angenommen, dass bereits die Hoffnung auf eine medikamentöse Hilfe (bzw. der »Glaube an das Medikament«) zu psychophysischen Veränderungen führt,
die den Antrieb und die Stimmung – und damit das
Krankheitsbild – bessern. Daraus zu schließen, Depressionen seien keine ernsthaften Erkrankungen,
ist ebenso falsch, wie aus dem auch bei Schmerzzu-
ständen oder Infektionskrankheiten beobachtbaren
Placeboeffekt den Schluss zu ziehen, diese seien
harmlos. Der relativ große Placeboeffekt bei der Behandlung depressiver Menschen weist wohl ebenso
wie viele andere Befunde (vgl. Teil 5: Die Ursachen)
darauf hin, dass psychosoziale Aspekte und persönliche Faktoren bei Depressionen eine wichtige Rolle
spielen. Statt den Placeboeffekt in Frage zu stellen,

Placebos: kaum
erforscht

gilt es, ihn zu nutzen. So ist therapeutisch darauf hinzuarbeiten, dass die unspezifisch wirkenden Behandlungsfaktoren – wovon der Placeboeffekt ein wichtiger Teil ist – durch die Art der Medikamentenabgabe nicht geschmälert werden. Die gesamte Medikamentenwirkung kann gefördert werden, wenn sich die Behandlung durch eine entspannte Atmosphäre, durch kompetente Gesprächsführung und durch zwischenmenschliche Anteilnahme auszeichnet. Demgegenüber droht eine Einbuße des gesamten Therapieeffekts, wenn die Antidepressivaverschreibung unpersönlich, lieblos und hastig erfolgt (obwohl dadurch der spezifisch chemische Effekt keinen Schaden leidet). Zweifellos werden heute Antidepressiva leichter, schneller und routinierter verschrieben als noch vor wenigen Jahrzehnten. Dieses beschleunigte Vorgehen wird durch den Umstand erleichtert, dass die Nebenwirkungen der modernen Antidepressiva weniger gefährlich sind als diejenigen älterer Substanzen. Abbildung 6 gibt eine Übersicht über einige häufig gebrauchte antidepressive Medikamente und ihre Nebenwirkungen. Die darin aufgeführten Präparate können grob in zwei Hauptgruppen eingeteilt werden:

- ältere, klassische Antidepressiva wie z.B. Anafranil®, Tolvon®,
- neuere, moderne Antidepressiva,
  - selektiv auf Serotonin wirkend (z.B. Fluctine®, Seropram® und zahlreiche Generika),
  - selektiv auf Noradrenalin wirkend (Edronax®),
  - selektiv auf Serotonin und Noradrenalin wirkend (z. B. Cymbalta®, Efexor®).

Was die antidepressive Wirkung fördert

Nebenwirkungen

Im statistischen Durchschnitt – aber nicht im Einzelfall – haben die verschiedenen Präparate und Stoffgruppen eine vergleichbare antidepressive Wirksamkeit. Sie weisen aber recht unterschiedliche Nebenwirkungen auf. So machen einzelne Präparate (wie Tolvon®, Remeron®) müde. Sie eignen sich nicht für eine Verabreichung morgens oder mittags, können aber abends als antidepressives Schlafmittel eingesetzt werden. Andere Präparate senken den Blutdruck (wie Anafranil®) und können die Herzleistung beeinflussen. Sie sollten deshalb bei Personen mit niedrigem Blutdruck und Herz-Kreislauf-Problemen nicht eingesetzt werden. Wieder andere beeinflussen die sexuellen Funktionen (wie Seropram®, Fluctine®). Eine Schwächung der Potenz wird zwar im depressiven Zustand von vielen depressiv Erkrankten kurzfristig akzeptiert, bringt aber für eine Langzeittherapie erhebliche Nachteile mit sich.

Verschiedene Präparate, aber vergleichbare Wirksamkeit

Abb. 6: Einige gebräuchliche Antidepressiva in ihrer Wirkung auf verschiedene Botenstoffe und damit zusammenhängende Nebenwirkungen

Wirkstoff (Produktenamen)	Wirkung auf Noradrenalin	Wirkung auf Serotonin	Wirkung auf Dopamin	Hauptsächliche Nebenwirkungen
Clomipramin (Anafranil®)	+++	++++	+	Schwitzen, Potenzstörungen, Herz-Kreislauf-Symptome
Citalopram (Seropram®)	-	++++	-	Verdauungs-, Schlaf- und sexuelle Störungen
Fluoxetin (Fluctine® in CH/Oe, Fluctin® in D)	+	++++	+	ängstliche Unruhe, Magen-/Darmbeschwerden, sexuelle Störungen
Venlafaxin (Efexor® in CH/Oe, Trevilor® in D)	++	+++	+	Nervosität und Schlafstörungen, Übelkeit
Duloxetin (Cymbalta®)	+++	+++	+	Übelkeit, Mundtrockenheit, Verstopfung
Reboxetin (Edronax®)	++	-	-	Unruhe, Verstopfung, Blasenentleerungsstörungen
Mianserin (Tolvon® in CH/Oe, Tolvin® in D)	+	+	-	Müdigkeit, Gewichtszunahme
Mirtazapin (Remeron® in CH/Oe, Remergil® in D)	+	+	-	Müdigkeit, Gewichtszunahme

Während die Nebenwirkungen eines Präparats oft frühzeitig auftreten, tritt der antidepressive Effekt dieser Mittel nicht sofort ein, sodass frühestens nach einigen Tagen mit einer langsamen Stimmungsaufhellung gerechnet werden darf. Alle Antidepressiva – mit Ausnahme von Johanniskraut – sind der Rezeptpflicht unterstellt. Ihre Anwendung setzt eine ärztliche Beratung voraus.

Üblicherweise wird zu Beginn einer Behandlung eine niedrige Dosis gewählt, um den Organismus an das Medikament zu gewöhnen. Danach erfolgt eine schrittweise Erhöhung bis zur optimalen Wirkung. Gehen die Symptome nicht zurück oder treten zu starke Nebenwirkungen auf, ist ein Wechsel des Präparates angezeigt. Leider gibt es bis heute keine Möglichkeit, die Wirkung eines einzelnen Antidepressivums bei einem bestimmten Menschen sicher vorherzusagen. Oft müssen deshalb zwei oder sogar mehrere Medikamente nacheinander angewandt werden, bis sich ein Erfolg einstellt. Nach Abklingen der Beschwerden ist es ratsam, das Medikament noch über mehrere Monate in der gleichen Dosierung weiter einzunehmen. Ein frühzeitiges Absetzen erhöht die Rückfallgefahr. Dabei muss keine Abhängigkeit und keine Veränderung der Persönlichkeit befürchtet werden. Bei längerer Anwendung, vor allem in hoher Dosierung, können jedoch Absetzsymptome wie starke Unruhe und höchst unangenehme sensorische Empfindungen auftreten. Deshalb ist ein langsames Ausschleichen angezeigt.

Nebenwirkungen: oft vor der Wirkung da

Schwer vorhersagbar: Was wirkt bei wem?

Antidepressiva machen nicht abhängig

Aus dem bisher Gesagten kann geschlossen werden, dass antidepressive Medikamente die Behandlung der Depression deutlich verbessert haben. Sind sie aber in jedem Fall angezeigt? Aus verschiedenen Gründen ist diese Frage zu verneinen. Zum einen sprechen nicht alle Menschen auf Antidepressiva an. Etwa jeder dritte depressiv Erkrankte erfährt durch Antidepressiva allein keine spürbare Besserung. Zum anderen benötigen viele Depressionsbetroffene keine antidepressiven Medikamente, da ihre Depression innerhalb kürzerer Zeit spontan abklingt.

Nur lässt sich eine solche Spontanremission im Einzelfall nicht voraussagen, wie sich auch umgekehrt das Nichtansprechen auf eine antidepressive Therapie erst im Behandlungsverlauf herausstellt.

Deshalb ist eine weitere Begründung nötig, um die gestellte Frage definitiv mit einem Nein zu beantworten. Diese dritte Begründung ist so einfach wie bestechend: Es gibt zur medikamentösen Therapie Alternativen, die ebenso wirksam sind. Dazu zählen vor allem Psychotherapien. Wenn ein Mensch bereit und nicht allzu depressiv blockiert ist, eine etwas aufwändigere Psychotherapie einzugehen, kann er davon ausgehen, ohne Medikamente auszukommen. Davon ist im nächsten Abschnitt die Rede.

An dieser Stelle seien noch einige weitere biologische Therapien erwähnt, die neben den sog. Antidepressiva bei Depressionen zum Einsatz kommen können. So hat sich die Lichttherapie bei Winterdepressionen (sog. saisonalen Depressionen) bewährt. Man benötigt dazu spezielle Lampen mit großer Lichtstärke (10 000 Lux) ohne Infrarot- und UV-Anteile. Es ist empfehlenswert, sich täglich über mindestens 30−40 Minuten der Lichtquelle auszusetzen. Eine Alternative zu dieser Behandlung mit künstlichem Licht sind regelmäßige Spaziergänge oder, besser noch, sportliche Betätigungen im Freien, die neben dem Lichteffekt auch einen günstigen Bewegungseffekt (sog. Sporttherapie mit Serotonin- und Opioidausschüttung) haben. In verschiedenen Untersuchungen hat sich gezeigt, dass wiederholtes Lauftraining und andere Bewegungsformen (wie Walking, Tanzen) einen therapeutischen Effekt auf depressive Verstimmungen haben. Regelmäßiges Krafttraining scheint ebenso zu wirken. Eine groß angelegte Studie bei älteren Menschen konnte zudem zeigen, dass Walking und Laufen depressive Symptome auch längerfristig (über ein Jahr hinaus) senken.

Hilfreich kann auch Schlafentzug bzw. partielles Wachbleiben in der zweiten Nachthälfte sein. Längerer Schlaf führt nämlich meist nicht zur Erholung von einem depressiven Zustand, wie häufig angenommen wird. Manche depressiven Menschen machen die überraschende Erfahrung, dass sie sich nach einer durchwachten Nacht besser fühlen. Diese Beobachtung macht sich die Wachtherapie zunutze und strebt mittels kontrolliertem Schlafentzug eine Linderung depressiven Leidens an. Üblicherweise bleiben die Betroffenen in der

Lichttherapie

Sport und Bewegung

Wachtherapie

zweiten Nachthälfte wach und schlafen erst am nachfolgenden Abend wieder ein. In der Regel stellt sich die Verbesserung der Stimmung sofort ein, ist aber leider häufig nicht von Dauer. Trotzdem lassen sich durch diese nebenwirkungsarme Methode gelegentlich erfreuliche Resultate erzielen. Häufiger muss allerdings der Schlafentzug in kurzen Abständen wiederholt werden, um eine konstantere Wirkung zu erzielen.

Alternativen bei sehr schweren Depressionen

Bei besonders hartnäckigen und gegen Antidepressiva resistenten Depressionen kommen weitere biologische Methoden zur Anwendung: So kann die Zugabe von Lithium oder von Schilddrüsenhormonen die antidepressive Wirkung verbessern, in allerschwersten Fällen auch die Elektrokonvulsionsbehandlung. Nur in Ausnahmefällen werden elektromagnetische Stimulation bestimmter Hirnareale, Stimulation des Vagusnerves und mikrochirurgische Eingriffe am Gehirn als Alternative zu den vorgenannten Therapien angewandt.

Behandlung einer manisch-depressiven Erkrankung

(In Klammern sei angefügt, dass die Behandlung eines depressiven Zustandes bei einer manisch-depressiven Erkrankung besonderer Vorsicht bedarf. Antidepressive Medikamente können eine Manie auslösen. Um eine solche Komplikation zu vermeiden, ist eine gleichzeitige Behandlung mit einem sog. Stimmungsstabilisator wie Lithium zu empfehlen.)

»Psychotherapien dauern ewig«

Die verschiedenen Psychotherapieformen und ihre Wirkung

Die nach wie vor bekannteste Psychotherapieform stellt die Psychoanalyse dar. Sie wurde um die vorletzte Jahrhundertwende von Sigmund Freud entwickelt und von seinen Schülern teilweise abgewandelt. In der klassischen Psychoanalyse liegt der Analysand auf der Couch, ohne Blickkontakt zum hinter ihm sitzenden Analytiker zu haben. Diese klassische Analyse dauert oft Jahre, mitunter sogar ein Jahrzehnt. Weil diese klassische Therapieform das öffentliche Bewusstsein immer noch prägt, liegt das Vorurteil nahe: »Psychotherapien dauern ewig.«

Klassische Psychoanalyse

In Wirklichkeit wird die klassische Psychoanalyse bei depressiven Erkrankungen nicht mehr angewandt. Vielmehr kommen psychoanalytisch orientierte Kurztherapieformen zur Anwendung. Dabei sitzen sich Patient und Therapeut gegenüber und bearbeiten in meist einstündigen Therapiesitzungen über mehrere Wochen und Monate hinweg den psychodynamischen Hintergrund der depressiven Problematik (vgl. Teil 5: Die Ursachen). Neben solchen psychoanalytisch orientierten Psychotherapien werden heute mehrere andere Kurzpsychotherapieformen angewandt, die in den letzten Jahrzehnten entwickelt wurden. Ihre Wirksamkeit wurde in empirischen Studien

Kurztherapieformen

vielfach belegt. In diesem Buchteil sollen neben der psychoanalytisch orientierten Psychotherapie v. a. die kognitive Verhaltenstherapie und die interpersonelle Psychotherapie zur Sprache kommen. Diese Therapieformen wurden in den USA speziell für depressive Menschen konzipiert und haben sich in den letzten Jahren auch in Europa durchgesetzt. Das Ziel der *kognitiven Verhaltenstherapie* besteht darin, die Spirale von negativen Gedanken, Motivationsverlust und trüber Stimmung zu durchbrechen.

Hauptinstrument ist eine Art sokratische Gesprächsführung. Sie geht auf depressive Gedanken ein, hinterfragt diese aber nicht direkt (was depressive Menschen als Infragestellung ihrer Person verstehen könnten), sondern regt die depressive Person an, ihre negativen Gedanken selber auf ihren Realitätsgehalt zu prüfen. Sehr oft treten bei depressiven Menschen negative Überzeugungen (»Ich bin wertlos«, »Die anderen verachten mich«, »Es wird sich nie etwas ändern«) wie automatisch auf und erhalten die depressive Verstimmung aufrecht. Der Therapeut verhält sich im Gespräch aktiv, ohne dominant zu sein. Er stellt Fragen, regt Themen an und verweist auf alternative Lösungswege. Durch das detaillierte Eingehen auf ein Problem kann dem Depressiven deutlich werden, dass seine Meinung bzw. seine automatisch auftretenden depressiven Gedanken im konkreten Fall nicht oder nur zum Teil zutreffen. Er kann ermutigt werden, neutrale oder positive Alternativvorstellungen auszuprobieren und zwischen den Therapiestunden zu prüfen, welche (negativen oder positiven) Gedanken mit der jeweiligen vorherrschenden Stimmungslage zusammenhängen. Hilfreich kann auch sein, sich angenehme Tätigkeiten zu merken und sie allmählich vermehrt in die Gestaltung des Tagesablaufes einzubauen.

Bei depressiven Erkrankungen spielt die Beziehung zu Mitmenschen oft eine herausragende Rolle. Familiäre und soziale Konflikte, Verluste und Enttäuschungen sind im Vorfeld depressiver Störungen häufig anzutreffen (vgl. Teil 3: Die Verbreitung). Die *interpersonelle Psychotherapie* geht davon aus, dass solche zwischenmenschlichen Belastungen zur Auslösung oder Aufrechterhaltung depressiver Erkrankungen beitragen. Sie rückt zwischenmenschliche Belange ins Zentrum ihrer therapeutischen Bemühung, indem sie Verlusterlebnisse, Konflikte, einschneidende Lebensveränderungen sowie allgemeine Unsicherheit der Kommunikationsgestaltung bearbeitet.

Interpersonelle Psychotherapie

In solchen zwischenmenschlich ausgelösten Depressionen können Menschen z.B. sehr entlastet werden, wenn ihnen der Verlauf normaler Trauerreaktionen aufgezeigt wird. Wenn ein Therapeut zwischen wichtigen Grundgefühlen des Patienten und depressiver Erstarrung genau unterscheiden kann, vermag er dem Hilfesuchenden eine Stütze zu sein bei der Aufgabe, Traurigkeit, Ärger oder Angst bewusst zu erleben, ohne dass diese aus biografischen Gründen als Zeichen von Schwäche un-

Was entlastend wirkt

terdrückt werden müssen (ein depressiver Patient: »Brav sein hat für mich immer geheißen, nicht zu weinen, weil damit meine Eltern frustriert worden wären.«)

Psychoanalytisch orientierte Therapie

Der Umgang mit Gefühlen nimmt in der *psychoanalytisch orientierten Psychotherapie* einen zentralen Stellenwert ein. Hauptziel dieser Therapieform ist die schrittweise Integration abgewehrter Gefühle in die Persönlichkeitsentwicklung, im Falle der Depression speziell die Auseinandersetzung mit Gefühlen wie Ärger und Enttäuschung, die bei einem Verlust auftreten. Die Betroffenen werden unterstützt, auf innere Vorstellungen (auch Träume) und Gefühle zu achten und ihr Erleben in Zusammenhang mit früheren Erfahrungen zu bringen. Der Therapeut versucht, den depressiven Menschen in seiner aktuellen Situation und aufgrund seiner Lebensgeschichte zu verstehen und seine innere Dynamik vorsichtig zu deuten.

Psychotherapie und Medikamente: im kurzfristigen Vergleich ...

... im längeren Vergleich

... und in Kombination

Alle drei dargestellten Psychotherapieformen haben sich der empirischen Überprüfung gestellt. Ihre kurzfristigen Effekte sind mit denjenigen von antidepressiven Medikamenten vergleichbar. Bei der längerfristigen Beurteilung in Nachuntersuchungen über ein bis zwei Jahre schneiden die Psychotherapien meist besser ab als die Pharmakotherapie. Werden Psychotherapien mit medikamentösen Behandlungen kombiniert, zeigen sich z.T. noch größere Therapieerfolge als bei Anwendung einer einzigen Methode. Psychotherapien werden seltener abgebrochen als Pharmakotherapien, was für eine bessere Verträglichkeit und Akzeptanz der Psychotherapien spricht. Langfristig dürften Psychotherapien sogar kostengünstiger sein.

Die dargestellten speziellen Formen von Kurzpsychotherapien benötigen im Durchschnitt zwischen zehn und vierzig Therapiestunden, verteilt über mehrere Wochen und Monate. Sie unterscheiden sich v.a. in ihrer theoretischen Grundlage. In der praktischen Durchführung bestehen zwar auch Unterschiede, doch überwiegen die Gemeinsamkeiten. Als wichtigster methodenübergreifender Wirkfaktor einer Psychotherapie wurde in Hunderten von Studien die Beziehung zwischen Therapeut und Patient herausgearbeitet. Anteilnahme, Echtheit und Wärme des Therapeuten fördern den Behandlungserfolg. Das klingt trivial, ist aber gegenüber einem verstimmten, in Frage stellenden und ablehnend wirkenden depressiven Patienten nicht so einfach zu verwirklichen. Die Beziehungsgestaltung mit einem depressiven Menschen braucht besondere Erfahrung und Kompetenz.

Durchschnittliche Dauer einer Psychotherapie

Was den Erfolg von Psychotherapien fördert

Der Behandlungserfolg wird darüber hinaus von einer Hoffnung weckenden therapeutischen Haltung unterstützt. Auch das »Prinzip Hoffnung« scheitert in zwischenmenschlichen Beziehungen von depressiven Menschen häufig an überhand nehmenden Zukunftsängsten und an der pessimistischen Realitätseinschätzung des depressiv Erkrankten. Schließlich wird der Behandlungserfolg – unabhängig von der angewandten Technik – gefördert,

Das »Prinzip Hoffnung«

wenn der Therapeut für den depressiven Patienten emotional spürbar ist, wenn er sachlich kompetent wirkt und Frustrationen, z.B. bei Behandlungsrückschlägen, ertragen kann.

Offenheit ist wichtig

Die hier kurz erwähnten grundlegenden therapeutischen Haltungen erleichtern dem Patienten, auch eventuell schamvolle Aspekte seiner Problematik zur Sprache zu bringen. Erst diese Offenheit ermöglicht die Erfahrung, verstanden zu werden. Meist finden sich dann auch Wege, besser oder auf neue Weise mit den Problemen umzugehen. Dabei können persönliche Ressourcen entdeckt werden, die vorher im Grau des depressiven Nebels verborgen blieben.

Geduld ist gefragt

Doch kann ein Therapieerfolg nie erzwungen werden. Für einen Machbarkeitswahn besteht auch auf therapeutischer Seite kein Anlass. Depressionen sind Herausforderungen an die Geduld. Nicht selten müssen verschiedene psychotherapeutische Wege beschritten oder eine Kombination mit medikamentöser Behandlung versucht werden, bis aus der »Krake Depression«, die einen Menschen in die Tiefe zieht, eine »Dame in Schwarz« wird, die Trauer erlaubt und ein Drama abschließt.

»Depressionen sind vermeidbar«

Was kann man prophylaktisch tun?

Viele Menschen, die schon einmal depressiv waren, möchten sich verständlicherweise vor weiteren Depressionen schützen. Nicht wenige vertrauen darauf, in depressiver Not so viel gelernt zu haben, dass sie künftig solche Krankheitszustände vermeiden können. Auch Psychiater und Psychotherapeuten erhoffen sich Mittel, die einen sicheren Schutz vor Depressionen darstellen. Depressionen sind aber nicht immer berechenbar. Sie sind zutiefst mit dem menschlichen Dasein verknüpft. Sie treten auch dann auf, wenn alle Sicherheitsmassnahmen getroffen scheinen. Mit statistischen Untersuchungen lassen sich zwar Risiko- und Schutzfaktoren ermitteln. Sie dienen dazu, einer Gruppe von Menschen ein bestimmtes Verhalten nahezulegen. Im Einzelfall versagt aber jede so gewonnene Prognose. Es gibt immer den Ausnahmefall.

Einen sicheren Schutz gibt es nicht

Weshalb betone ich diese Binsenwahrheit? Nicht um Angst zu schüren (dazu besteht kein Grund), sondern im Gegenteil, um der Überzeugung vieler Menschen mit rezidivierenden Depressionen entgegenzutreten, sie hätten das Wiederauftreten einer Depression vermeiden können, wenn sie vorsichtiger gewesen wären oder sich noch mehr zusammengenommen hätten. Auch die beste Prophylaxe gibt keine endgültige Sicherheit. Auch eine umsichtige Lebensführung schließt

Eine erneute Depression ist keine Schuldfrage

eine (weitere) Depression nicht aus. Es scheint besser, wenn auch nicht leicht, Depressionen als unerwünschte Herausforderungen anzunehmen, als mit ihrem Auftreten zu hadern und sich zusätzlich zur depressiven Not noch mit Selbstanklagen wehzutun.

Dies vorausgesetzt, können durchaus prophylaktische Maßnahmen empfohlen werden, die in Verlaufsuntersuchungen das Rückfallrisiko gesenkt haben. Dabei ist zwischen biologischen und psychosozialen Maßnahmen zu unterscheiden. In der Mitte stehen Verhaltensregeln, die sich auf biologische Gesetzmäßigkeiten stützen, aber eigentlich psychologische Verhaltensmaßnahmen darstellen. So hat sich für schwer und wiederholt erkrankte Menschen bewährt, einen möglichst

geordneten Lebensrhythmus einzuhalten, um das Gleichgewicht der biologischen Rhythmen des Organismus nicht zu stören. (Bei Depressionen findet sich nämlich gehäuft eine Desynchronisation der inneren Uhr mit den rhythmischen Abläufen der umgebenden Natur.) Es trägt zur Stabilität der Stimmungslage bei, wenn ein Mensch in etwa zur gleichen Stunde aufsteht und zu Bett geht bzw. in einem bewährten Rhythmus arbeitet und die Mahlzeiten einnimmt. Natürlich lassen sich damit emotionale Aufregungen oder äußeres Ungemach nicht immer vermeiden. Manchmal können aber durch einen solchen eingespielten Rhythmus auftretende Belastungen besser abgefedert werden.

Besser untersucht sind psychopharmakologische
Maßnahmen zur Prophylaxe. Gemäß den Richt-
linien der WHO wird schon bei Auftreten von
zwei schweren Krankheitsepisoden innerhalb
von fünf Jahren eine mehrjährige Langzeittherapie mit Antidepressiva empfohlen. Allerdings
wird diese sehr weitgehende Empfehlung in der
Praxis kaum umgesetzt. Realistischer ist der Rat,
bei häufig (jährlich oder alle zwei bis drei Jahre)
auftretenden Depressionen eine antidepressive
Langzeittherapie durchzuführen, und zwar in der
Dosierung, die zum Abklingen der akuten Episoden nötig war. Auch Lithium kann als Prophylakti-
kum empfohlen werden, v.a. aber Lamotrigin (La-
mictal®), ein sonst zur Behandlung von Epilepsien
verwendetes stimmungsstabilisierendes Präparat.
(Treten auch manische Episoden im Wechsel mit
depressiven auf, sind ebenfalls Lithium und bestimmte Antiepileptika wie Valproat [Depakine®
bzw. Convulex®] oder Carbamazepin [Tegretol®]
zu empfehlen.)

Medikamentöse Prophylaxe

Welche Form von Psychotherapie sich zur Prophylaxe von weiteren Depressionen am besten
eignet, hängt von der individuellen Problematik
ab. Stehen Selbstwertprobleme und Konflikte mit
sich selbst im Vordergrund, so ist an eine psychoanalytisch orientierte Therapie zu denken.
Die kognitive Verhaltenstherapie kennt spezielle
Trainingsprogramme, um den Umgang mit even-
tuellen späteren depressiven Beschwerden oder
Krisen zu verbessern. Wenn nach Abklingen einer
Depression schwerwiegende familiäre Konflikte

*Vorbeugend ein-
gesetzte Psycho-
therapie*

weiter bestehen, wird dadurch das Rückfallrisiko erhöht. Hier können Paar- oder Familientherapien prophylaktisch wirken.

Depremiertheit
nicht eskalieren
lassen

Zusammenfassend wirken alle Maßnahmen therapeutisch und prophylaktisch, die ein Hochschaukeln normaler Deprimiertheit zu übertriebener depressiver Hemmung verhindern. Insbesondere Menschen, die schon einmal eine schwere Depression durchgemacht haben, laufen Gefahr, mit großer Anspannung auf eine belastungsbedingte Deprimiertheit zu reagieren. Sie wehren sich dann vehement – mitunter bis zur Erschöpfung – dagegen, deprimiert zu sein, weil sie den Beginn einer erneuten Depression befürchten. Dadurch kann sich ein Teufelskreis entwickeln, eine Art »Depression über das Deprimiertsein«.

Vorsicht:
Teufelskreis

Das Auftreten eines solchen Teufelskreises, der eine depressive Entwicklung fördert und aufrechterhält, kann an verschiedenen Stellen des dargestellten Modells unterbrochen werden: zum einen durch Psychopharmaka (welche die neurophysiologische Stressreaktion abfedern), zum zweiten durch Selbsthilfemaßnahmen (welche die Akzeptanz von Deprimiertheit fördern), drittens durch Psychotherapie (welche die Selbstsicherheit stärkt und anstrengende Abwehrstrategien unnötig macht) und viertens durch soziale Maßnahmen inkl. Paar- und Familientherapie (die chronische Konflikte beseitigen oder vermindern). Das in Abb. 7 dargelegte einfache Modell erlaubt, die verschiedenen therapeutischen und prophylaktischen Maßnahmen in ein Gesamtkonzept einzuordnen. Es zeigt, dass die verschiedenen Hilfestellungen nicht in Konkurrenz zueinander stehen, sondern einander ergänzen. Oft genügt aber bereits eine einzige der dargelegten Interventionen, um den Teufelskreis therapeutisch zu durchbrechen oder prophylaktisch zu vermeiden.

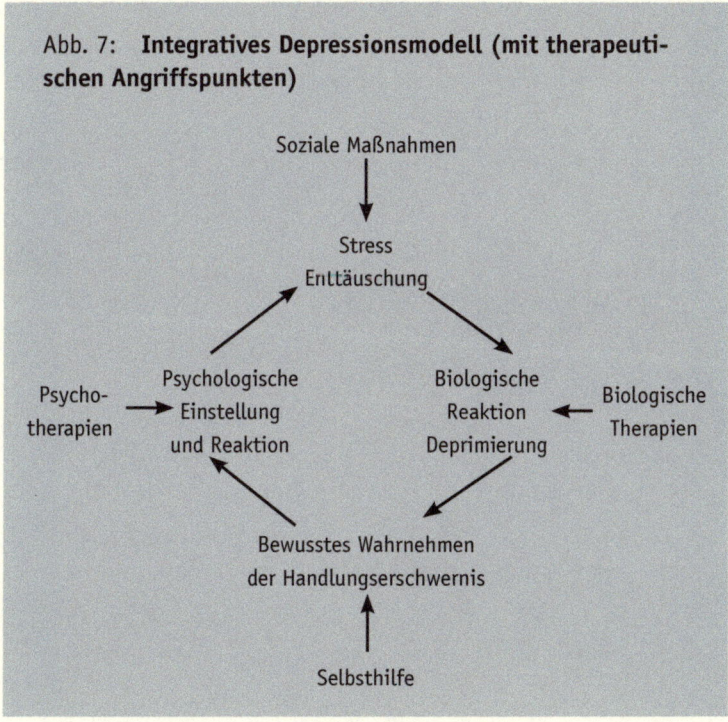

Abb. 7: Integratives Depressionsmodell (mit therapeutischen Angriffspunkten)

Die Depression ist keine Hydra, der immer neue Köpfe nachwachsen, wenn einer abgeschlagen ist. Sie ist aber auch keine belanglose Störung, die

Die Depression: nicht harmlos, aber auch kein Monster

sich wie eine Kinderkrankheit einfach auswächst. Sie ist eine menschliche Herausforderung größten Ausmaßes, der sich nicht nur Betroffene, sondern auch mitbetroffene Angehörige und – darüber hinaus – die größeren menschlichen Gemeinschaften immer wieder stellen müssen.

THERAPIE UND PROPHYLAXE

Die Sinndimension

»Depressives Leiden ist sinnlos«

Die Sinnfrage bei Depression und Burnout

Romano Guardini hat ein viel gelesenes Buch mit dem Titel »Vom Sinn der Schwermut« geschrieben. Er fordert darin auf, die Depression nicht nur den Psychiatern zu überlassen. Das depressive Geschehen sei zu bedeutsam, als dass eine einzige Sichtweise genüge, es zu erfassen. Es habe auch eine religiös-spirituelle und philosophisch-existenzielle Dimension.

In der Tat haben sich in der Geschichte immer wieder Literaten, bildende Künstler, Denker, Theologen, Geisteswissenschaftler und darüber hinaus suchende Menschen aller Art damit auseinandergesetzt. Sie haben die depressive Verzweiflung wie eine Erschütterung wahrgenommen, als Herausgerissenwerden aus der Alltagswelt, aber auch als dunklen Spiegel, in dem der Mensch sich – wie ein Fremdling – neu entdeckt. Der Schriftsteller Adrian Naef hat von einer »Logik des Nachtgängers« gesprochen, in der die Leucht-

Religiöse und philosophische Dimensionen

schrift der Normalität einer erschreckenden Sicht ins Dunkle weicht.

Dieser Weg ins Schattenreich einer Depression kann Menschen zutiefst verändern. Er kann zerstören, aber er kann Menschen auch veranlassen, Altes zurückzulassen und Neues zu schaffen.

Kulturgeschichtlich ist das depressive Geschehen immer wieder mit Kunst und Kreativität in Zusammenhang gebracht worden. Am bekanntesten ist der Aristoteles zugeschriebene Satz geworden: »Warum erweisen sich alle außergewöhnlichen Männer in Philosophie oder Politik oder Dichtung oder den Künsten als Melancholiker – und zwar ein Teil von ihnen so, dass sie sogar von krankhaften Erscheinungen ergriffen werden?« Melancholie (griechische Bezeichnung für eine besondere Depressionsform) wird in der Philosophie der Antike und dann wieder in der Renaissance nicht als Fluch betrachtet, sondern als Auszeichnung. Auch wenn offen bleibt, ob nicht eher die Morgenröte nach durchlittener Depression zu neuem künstlerischem Schaffen anregt und die Zunge der Sänger und Dichter löst, bleibt unumstritten, dass die Grundfragen des menschlichen Lebens seit jeher mit dem Schattenbereich der Welt in Beziehung gebracht wurden.

Die Aufklärung der Moderne hat zwar den Blick vom inneren (leidenden) Erleben weggewandt. Sie hat technische Hilfsmittel entwickelt, mit denen die materiellen und körperlichen Lebensbedingungen ins Licht gerückt und bis ins Kleinste untersucht werden können. Doch stimuliert gerade depressives Leiden auch spätmoderne Menschen dazu, existenziell wichtige Fragen zu stellen, die naturwissenschaftlich verpönt sind: Welchen Sinn macht Depression? Wozu dient depressives Leiden? Nicht wenige Menschen suchen, wenn es ihnen wieder besser geht, nach der Botschaft, die sie im Dunkel ihrer durchgemachten Depression vermuten. Viele spüren, dass die moderne Gleichung »Leiden = Krankheit« nicht aufgeht. Es genügt ihnen nicht, sich nur als passive Opfer einer Krankheit – eines Ursache-Wirkungs-Geschehens – zu sehen. Sie wehren sich dagegen, in der Krankenrolle aufzugehen, so hilfreich es auch ist, in einer schweren Depression um die neurobiologische Bedingtheit der depressiven Blockade zu wissen. Aber die Krankenrolle trägt einen Menschen nicht. Sie kann nur vorübergehend entlasten. Längerfristig hilft oft ein anderes Verständnis weiter. Dieses andere Verständnis geht über die Warum-Frage der Naturwissenschaften hinaus. Es fragt auch nach dem Wozu, nach der sinnstiftenden Einordnung des depressiven Erlebens in das größere Ganze des persönlichen und zwischenmenschlichen Lebens. Dieses Fragen nach Bedeutung und Sinn ist auch manchen Psychotherapieformen der Moderne eigen. Es ist aber nicht neu und lässt sich historisch weit zurückverfolgen – bis in die Anfänge der verschiedensten Religionen und der Philosophiegeschichte. Auch die Bibel kann über weite Strecken als Auseinandersetzung mit Bedrückung und Not und als Hilfsangebot im Leiden gelesen werden. So kann z. B. der 142. und der 143. Psalm

Leiden = Krankheit?

Die Krankenrolle eines Menschen trägt nicht

Die Sinnfrage reicht historisch weit zurück

als eine bewegende Beschreibung depressiver Not verstanden werden.

Frühe Einsichten in das Wesen der Depression

Besonders eindrücklich haben sich die ersten frühchristlichen Eremiten mit depressiven Verstimmungen, denen sie sich nicht entziehen konnten, auseinandergesetzt. Sie haben sie als Herausforderung (altertümlich als »Versuchung«) angenommen. Davon zeugen in besonders herausragender Weise die immer wieder von Künstlern dargestellten Versuchungen des heiligen Antonius. Es ist treffend gesagt worden, dass die Askese der Eremiten in der Wüste eine ungeheure Psychoanalyse war. Indem sie sich ganz auf sich gestellt ihren inneren Erfahrungen aussetzten, haben sie tiefe Einsicht in das Wesen depressiver Verstimmungen gewonnen. Sie suchten der depressiven Anwandlung, die sie »Akedia« (übersetzt etwa »Trägheit, Überdruss«) nannten, gewachsen zu sein und sie mit psychohygienischen und spirituellen Mitteln in Schach zu halten.

»Akedia« als Warnsignal

Aber sie empfanden sie auch als Warnzeichen, als Schutz vor Stolz und Hochmut und als Hinweis darauf, dass ein Mensch übertriebene Erwartungen hat und sich bei deren Enttäuschung auch über sich selbst ärgert. Konsequenterweise war ihnen der Anspruch, das depressive Element ein für allemal zu besiegen, fremd. Von Antonius ist der Ausspruch überliefert: »Keiner kann unversucht ins Himmelreich eingehen. Nimm die Versuchung weg und es ist keiner, der Rettung findet.«

Diese gegenüber depressiven Verstimmungen differenzierte und offene Haltung wurde in der weiteren Geschichte des Christentums leider nicht durchgehalten. Das Mittelalter machte die Akedia zur Todsünde. Aus der depressiven Herausforderung wurde ein sündiger Tatbestand. Dieser Stigmatisierungsprozess hat damit zu tun, dass aus der individuellen Not ein gesellschaftlich bewerteter Tatbestand wurde. Die Moderne hat zwar die Depression vom sündigen Charakter befreit und daraus eine Krankheit gemacht. Geblieben ist aber, dass ein inneres Geschehen durch eine gesellschaftlich legitimierte Instanz bewertet wird. Damit können sich nicht alle depressiven Menschen zufriedengeben. Sie erfahren an sich selbst eine Erlebensdimension, die sich nicht veräußerlichen lässt. Deshalb ihr Wille, der Expertensicht von außen – mitunter auch der erlebten Abhängigkeit von medizinischer Hilfe – eine eigene Sicht entgegenzustellen. Sie verstehen sich selbst als verwundete Menschen, aber als Personen, deren Wunde zu ihnen gehört. Ihre Wunde hat eine Geschichte und sagt ihnen etwas.

Zwei meiner Patienten haben die Einschätzung ihrer durchgemachten Depression in erfolgreichen Büchern auch öffentlich gemacht. Der Schriftsteller Adrian Naef ist überzeugt, dass ihm »die Seele eine Kurskorrektur aufgezwungen hat«, ohne die er nie zu den für ihn wichtigen Einsichten und zu einem Richtungswechsel im Leben gekommen wäre. In einem Interview über sein Buch »Nachtgängers Logik« sagt er: »Ich hatte

»Akedia« als
Todsünde

Ein inneres
Geschehen wird
äußerlich
bewertet

drei Jahre Zeit, einem Mechanismus zuzuschauen, der stärker war als ich, ich erfuhr eine Weisheit, die stärker war als mein Wille und meine eigenen Lebensentwürfe.« Deshalb setzt er sich dafür ein, die Depression zu akzeptieren, statt im Kampf gegen sie unterzugehen. Auch für den Filmregisseur Rolf Lyssy – Autor von »Swiss Paradise« – hat die Depression Spuren hinterlassen, die er nicht missen möchte, auch wenn er nicht noch einmal depressiv sein möchte: »Ich habe etwas durchgemacht, das mich stärker gemacht hat. Ich habe ein Sensorium bekommen, das ich vorher nicht hatte.« Richard Rohr sprach sogar von einer »heiligen Wunde«.

Macht also Depression Sinn? Diese Frage ist nicht generell zu beantworten. Was Sinn macht, hat jeder Betroffene für sich selbst zu entscheiden. Sinn kann nie von außen zugeschrieben werden. Wenn man es trotzdem tut, nimmt an einem depressiven Menschen gerade das, was er am meisten zu verteidigen hat, nämlich sein ganz persönliches Verhältnis zu sich selbst.

Das Ringen um Sinn

Bei der Auseinandersetzung mit der Sinnfrage ist auch zu bedenken, dass noch zu viele Menschen am depressiven Geschehen zerbrechen, als dass es statthaft wäre, ihnen die Wozu-Frage aufzudrängen, wenn sie in ihrer Not vor allem Akzeptanz, Verständnis und Unterstützung im Hier und Jetzt brauchen. Trotzdem ist das Ringen um eine sinnstiftende Einordnung des depressiven Geschehens vielen betroffenen Menschen ein ernstes Anliegen.

DIE SINNDIMENSION

Je mehr die Depression in der neurowissenschaft-
lich geprägten Psychiatrie als isoliertes neurobio-
logisches Geschehen beurteilt wird, umso mehr
findet ein neues Konzept Anklang, das depressives   Burnout-
Erleben im Zusammenhang mit Überforderung   Syndrom
und Erschöpfung der eigenen Kräfte bringt. Statt
Depression als Hirnerkrankung zu verstehen, werden beim Burnout-Syndrom depressive Symptome
wie emotionale Erschöpfung und Antriebsverlust
in einen Zusammenhang mit der Arbeitssituation
gebracht (vgl. S. 143) und daraus die Konsequenz
gezogen, dass die Verhältnisse am Arbeitsplatz
neu zu gestalten sind.

Wird Burnout als leichtere Depressionsform   Burnout als
(oder als Vorstufe dazu) gesehen, so enthalten   Vorstufe der
Burnout und Depression eine gleichgerichtete   Depression
Botschaft. Beide können als Hinweis verstanden
werden, dass das selbstständige Handeln in der
Spätmoderne ohne gemeinschaftsbezogene Ab-
federung an Grenzen stößt. Das psychotherapeutische Evangelium der persönlichen Entfaltung
und der sozioökonomische Kult der individuellen
Leistungsfähigkeit scheint nicht mehr unbegrenzt
durchhaltbar.

Die epidemische Zunahme von Depressions- und   Was bedeutet
Burnoutbehandlungen kann darauf aufmerksam   die Zunahme von
machen, dass viele moderne Menschen mit einer   Burnout und
soziokulturellen Situation konfrontiert sind, mit   Depression?
der sie nicht fertig werden. Auch der freie indi-
vidualisierte Mensch braucht Orte der Stabilität.
Auch der säkularisierte Mensch braucht eine seeli-

Auch der mobile
Mensch braucht
Verlässlichkeit

sche Beheimatung. Auch der mobile Mensch ist auf verlässliche Beziehungen angewiesen. So gesehen sind Burnout und Depression nicht nur persönliche, sondern auch gesellschaftliche Herausforderungen, die nicht isoliert zu behandeln sind.

Depression und Burnout

»Burnout ist nicht Depression«

Burnout ist nach der WHO keine anerkannte psychiatrische Diagnose. Zwar wird im Diagnosemanual der WHO – der sog. International Classification of Deseases (ICD-10) – aufgeführt, dass Menschen wegen Erschöpfung und Burnout medizinische Hilfe suchen. Doch wird Burnout nicht als abgrenzbare psychische Störung eingeschätzt, sondern als Erschöpfungsprozess beurteilt, der zu einer von der WHO anerkannten psychischen Störung wie einer depressiven Episode oder einer Angststörung führen kann.

Tatsächlich wehren sich auch viele Burnout-Betroffene gegen eine Pathologisierung als psychisch krank oder gestört. Sie schätzen ihr Leiden vielmehr als verständliche Folge ihres großen Arbeitseinsatzes oder ihrer misslichen Berufssituation ein. Somit stimmen Experten und Betroffene mindestens teilweise darin überein, dass Burnout keine eigentliche psychische Erkrankung darstellt und nicht mit einer Depression gleichzusetzen ist.

Burnout ist ein Erschöpfungsprozess

Allerdings darf daraus nicht der Schluss gezogen werden, dass sich Burnout scharf von Depressionen abgrenzen lässt. Denn wenn die Symptomatik von Burnout und Depression genauer untersucht wird, finden sich Ähnlichkeiten und fließende Übergänge. So überschneidet sich etwa die Skalierung des weltweit am meisten verwendeten Messinstruments für Burnout (Maslach-Burnout-Inventory) mit dem am häufigsten gebrauchten Fragebogen für Depressionen (von Beck). Wer im Burnout-Fragebogen hohe Werte erzielt, hat im Depressionstest ebenfalls höhere Werte. Auch wenn Burnout-Betroffene von psychiatrischen Experten klinisch interviewt werden, findet sich eine starke Überlappung von Depression und Burnout. So ergab z.B. eine groß angelegte finnische Studie (von Ahola und Mitarbeitern, 2005), dass 53% der Personen mit schwerem Burnout eine Depression aufwiesen. Nach einer anderen Studie der gleichen Arbeitsgruppe erhöht Burnout das Risiko depressiver Symptome um das Zwei- bis Dreifache.

Nach dem heutigen Wissensstand unterscheiden sich Depression und Burnout weniger in ihrer Symptomatik als in ihrer Konzeptualisierung. Burnout wird als Arbeitsproblem definiert und als Erschöpfungsprozess verstanden, während Depression kausal – was die Ursache betrifft – offen bleibt und durch ein bestimmtes Symptommuster festgelegt ist. Dieser konzeptuelle Unterschied spiegelt sich auch in einer unterschiedlichen Charakterisierung der an sich ähnlichen Symptome von Burnout und Depression wider (Abb. 8). So werden in der Depressionsdiagnostik Freudlosigkeit bzw. Bedrücktheit und Antriebsstörung als Leitsymptome hervorgehoben, während bei Burnout Erschöpfung und Ineffektivität im Vordergrund stehen. Freudlosigkeit und Bedrückung weisen auf ein affektives Problem hin, während Erschöpfung auf eine geleistete Anstrengung hindeutet. In analoger Weise verweist Antriebsstörung auf eine medizinische Problematik, während Ineffizienz auf soziale und berufsorientierte Probleme schließen lässt. Beide – Antriebsstörung und Ineffizienz – beschreiben aber die gleiche Symptomatik, nur aus unterschiedlicher Perspektive.

Abb. 8: **Gegenüberstellung der Depression- und Burnoutsymptomatik**

Depressive Leitsymptome (WHO: ICD-10)	Burnout-Leitsymptome (Maslach-Burnout-Inventory)
Depressive Stimmung (Bedrücktheit)	Erschöpfung
Antriebsverlust und gesteigerte Ermüdbarkeit	Reduzierte persönliche Leistungsfähigkeit (Ineffizienz)
Interesseverlust	Zynismus, Depersonalisation

Einzig das dritte Kennzeichen von Burnout »Zynismus« oder »Depersonalisation« findet keine Entsprechung in der Depressionsdiagnostik. Mit Zynismus bzw. Depersonalisation ist gemeint, dass sich bei einem Burnout eine ungewohnt gleichgültige Einstellung zu Kunden und Mitarbeitenden einstellt. Demgegenüber ist depressiven Menschen Gleichgültigkeit gegenüber ande-

Unterschiede zur Depression

ren Menschen fremd. Sie neigen vielmehr dazu, alles sehr ernst zu nehmen und tendieren zur Selbstkritik und zu Selbstvorwürfen, aber nicht zu Abwertung von Drittpersonen. Man könnte allerdings versucht sein, Zynismus bzw. Depersonalisation mit dem Interesseverlust von depressiven Menschen gleichzusetzen. Depressive Menschen leiden aber daran, kein Interesse aufbringen zu können. Dies ist ihnen gerade nicht gleichgültig. Ebenso empfinden depressive Menschen ihre Müdigkeit als bedrückend. Sie machen sich deswegen oft Selbstvorwürfe, während Burnout-Betroffene ihre Erschöpfung eher als hinderlich denn als schuldbeladen beziehungsweise als Folge eigenen Versagens beurteilen.

Erschöpfung und Distanzierung Es ist kein Zufall, dass in der Burnout-Literatur mehr von psychischer und physischer Erschöpfung als von Müdigkeit die Rede ist. Erschöpft zu sein setzt sprachlich eine Anstrengung voraus, während der Müdigkeit diese positive Konnotierung abgeht. Tatsächlich ist der Burnout-Betroffene zunächst seiner Arbeit nicht müde. Er wird vielmehr erschöpft, weil es ihm schwerfällt, Aufgaben liegen zu lassen. Sein Erschöpftsein ist also eine Folge seines Einsatzes, den er in der Regel hoch bewertet. Allerdings negativiert sich im Verlaufe des Burnoutprozesses diese anfänglich positive Einstellung zu Arbeit und Lebensumständen und ist schließlich nicht mehr von depressiver Müdigkeit zu unterscheiden. Der Burnout-Betroffene wird dann auch seiner Arbeit müde. Es kommt zu einer »inneren Kündigung« und zur

Distanzierung von seinen Arbeitskollegen (»Depersonalisierung«). Dann treten depressive Symptome wie Bedrücktheit, Konzentrationsschwäche und Appetitstörung auf, sodass der Burnout-Prozess eine depressive Entwicklung einschlägt und schließlich auch die Kriterien einer »depressiven Episode« erfüllt. Burnout im depressiven Stadium betrifft den gesamten Organismus und ist (wie eine Depression) affektiv durch düstere Gestimmtheit, kognitiv durch Denkhemmung bzw. Konzentrationsverminderung und psychomotorisch durch eine Verminderung von Mimik und Gestik charakterisiert.

Burnout als Vorstufe einer Depression – Risikofaktoren

Burnout kann also Vorstufe einer depressiven Episode sein. Nach diesem geläufigen Konzept ist ein leichtes Burnout, das den Kriterien einer psychiatrischen Störung (wie einer depressiven Episode) nicht entspricht, ein Hinweis auf Überforderung, hat aber noch keinen Krankheitswert. Erst wenn der Burnoutprozess fortschreitet und zu Behinderungen führt, ist von einer eigentlichen psychischen Störung zu sprechen. Neben Depressionen können auch Angststörungen die Folge sein. So zeigte eine finnische Studie, dass 23% von 2555 untersuchten Zahnärzten, die bei Studienbeginn ein Burnout ohne depressive Symptome hatten, nach drei Jahren eine mindestens leichtgradige Depression aufwiesen. Burnout stellt somit ein

Burnout kann zu Depressionen und Angststörungen führen

Zwischenglied oder einen Mediatoren zwischen Arbeitsstress und Depression dar.

Gesellschaftliche Veränderungen, die Burnout begünstigen

In diesem Entwicklungsprozess spielen verschiedene Faktoren eine wichtige Rolle. Als Erstes sind sozioökonomische Voraussetzungen zu nennen. Insbesondere die Arbeitssituation hat sich in den letzten Jahrzehnten grundlegend verändert. Früher war der Arbeitnehmer in der Industriegesellschaft vor allem körperlich gefordert (was mit Erkrankungen des Bewegungsapparates als häufige Berufskrankheit einherging), während er heute in der Dienstleistungsgesellschaft infolge von Digitalisierung, Deregulierung und Mobilisierung vornehmlich mental herausgefordert wird, was zu vermehrten psychischen Stresserkrankungen führt. Zudem fand in den letzten Jahrzehnten eine enorme Werteverschiebung statt. So wurden am Arbeitsplatz vorrangig Konstanz, Treue und Routine eingefordert, heute werden demgegenüber Flexibilität, Teamfähigkeit und Mobilität verlangt. Bei steigendem Konkurrenzdruck wird zudem von Managern wie Arbeitnehmern eine immer größere Effizienz erwartet. Der Erfolgsdruck wächst. Gleichzeitig ist die Selbstverantwortung im Zeitalter des forcierten Individualismus gestiegen (vgl. Kapitel 5). Aus dem »Du sollst« (der Erzieher und Vorgesetzte als verinnerlichte Aufforderung des Über-Ichs) ist ein »Ich kann« (als Erwartung der Mitmenschen und als verinnerlichtes Ich-Ideal) geworden. Selbstermächtigung ist nicht mehr nur ein persönlicher Akt freier Entscheidung, sondern gesellschaftliche Norm und soziale Verpflichtung.

Das »Ich kann« ist zu einem »inneren Antreiber« geworden, der wohl effektiver als jedes Gebot ist. Damit wächst aber die Gefahr der Selbstausbeutung und Selbstüberforderung an. Misserfolge müssen umso mehr vermieden werden, als man sich dafür alleine verantwortlich fühlt. Dadurch bekommen berufliche Niederlagen eine größere Fallhöhe. Um ein Scheitern zu verhindern, wird der Einsatz im Beruf gesteigert – bis zu dem Punkt, an dem die Arbeit andere Lebensbereiche verdrängt (was durch die stete Erreichbarkeit dank Mobiltelefon und Laptop noch verstärkt wird). Die totale Ausrichtung auf die Berufstätigkeit kann im Leben eines Burnout-gefährdeten Menschen so übermächtig werden, dass die Freizeit ausschließlich als Erholungsphase verstanden wird, die den Zweck hat, die erschöpfte Arbeitskraft zurückzugewinnen. Damit geht aber auch die Chance verloren, Distanz zum beruflichen Alltag zu gewinnen und sich in Muße neu zu orientieren.

Was die konkreten Arbeitsbedingungen in Betrieben betrifft, so ist in arbeitspsychologischen Untersuchungen vor allem die qualitative und quantitative Arbeitsüberlastung als Risikofaktor für Burnout herausgearbeitet worden (Abb. 9). Weiter trägt ein geringer Einfluss des Angestellten auf die Arbeitsgestaltung bzw. ein Verlust der eigenen Kontrolle über das, was man tut, zur Erschöpfung bei. Wenn Anerkennung ausbleibt, die Entlohnung nicht stimmt und die Bindung an Mitmenschen – an Arbeitskollegen, Vorgesetzte oder Angestellte – fehlt, sodass der Arbeitnehmer zum Einzelkämpfer

Das gesamte Arbeitsumfeld spielt eine Rolle

wird, ohne eine zwischenmenschliche Wertschät-
zung zu spüren, steigt die Gefahr des Ausbrennens
an. Menschen können bekanntlich vieles aus- und
durchhalten, wenn sie in Herausforderungen einen Sinn sehen können oder wenn sie – wie in
Kriegen oder in Naturkatastrophen – in eine Gemeinschaft eingebettet sind. Sie werden aber innerlich aufgerieben, wenn sie sich – sich selbst
überlassen – vor Aufgaben wiederfinden, für die
sich weder eine Lösung abzeichnet noch Anerkennung in Aussicht ist.

Abb. 9: **Burnout-Gefahren**

Berufliche und persönliche Risikofaktoren (Auswahl)
• **Allgemeine Merkmale** Arbeitsüberlastung, Mangel an Kontrolle, unzureichende Belohnung, ausein- anderfallendes Team, Mangel an Fairness, widersprüchliche Werte, unsicherer Arbeitsplatz
• **Anforderungs-/Entscheidungs-Diskrepanz** »Hohe Anforderungen bei geringem Entscheidungs- und Kontrollspielraum«
• **Gratifikationskrise** »Hoher Einsatz bei geringer Anerkennung«
• **Hohes Leistungsideal**
• **Perfektionismus, zwanghafte Züge**
• **Verletzbarkeit (bei Misserfolg)**
• **Wenig außerberufliche Kontakte und Hobbys**
• **Hohe Erwartungen an berufliches Umfeld**

Die sozioökonomischen und betrieblichen Faktoren zusammenfassend, kann konstatiert werden,
dass vor allem das Ungleichgewicht von großer
Arbeitsbelastung einerseits und ungenügender
Anerkennung und Belohnung andererseits die Gefahr einer Burnout-Entwicklung erhöht, die dann
zu weiteren gesundheitlichen Beeinträchtigungen
führen kann.

Große Belastung und ungenügende Anerkennung

Zweitens kann ein Burnout-Prozess durch persönliche Haltungen gefördert werden. Dazu zählen hohe
bis perfektionistische Leistungsansprüche, hohe
Verletzbarkeit und eine isolierende Konzentration
der Lebensführung auf den Beruf (Abb. 9). Auch sogenannte »innere Antreiber«, die den Berufsstress
erhöhen, sind wesentlich. Es handelt sich bei diesen »inneren Antreibern« um Selbstideale wie »Sei
perfekt«, »Sei für alles verantwortlich«, »Sei immer
der Beste«, »Habe alles im Griff« etc. Diese hohen
Selbstansprüche können die realen Arbeitsanfor-
derungen am Arbeitsplatz noch größer erscheinen
lassen, als sie sind.

Meist wirken aber »äußere Antreiber« wie die Ar-
beitsmarktsituation und »innere Antreiber« wie
die Selbstideale zusammen und schaukeln norma-
len Stress zu einem übermäßigen oder krank machenden »Distress« hoch. Hinzukommt – was die
Burnout-Situation noch komplexer macht –, dass
sich Inneres und Äußeres vermischen. So sind
hohe Selbstideale in der Regel nicht nur selbstge-
macht. Sie sind ebenso von der Biografie und der
heute vorherrschenden Kultur beeinflusst, etwa

Selbstideale und Fremdbestimmung

durch den Neoliberalismus, für den nur der sichtbare und in Geldwert messbare Erfolg zählt. Oft macht erst eine Burnout-Krise sichtbar, dass ein Mensch seine eigenen seelischen Bedürfnisse dem von der Gesellschaft mitgeprägten Selbstbild geopfert hat. Er erlebt dann einen Widerspruch zwischen dem, was er im Grunde möchte, und dem, wonach er sich ausrichtet. Dadurch fühlt er sich in seiner Identität infrage gestellt und vermisst den Zustand, mit sich und der Umwelt kohärent zu sein. Solche Wahrnehmungen gehen meist mit Schamgefühlen einher. Sie sind heute besonders schwierig anzunehmen, weil Scham nicht zur geforderten Autonomie eines sich selbst verwirklichenden Individuums passt und als Schwäche eingeschätzt wird.

Burnout-Prozesse unterliegen einer inneren und äußeren Dynamik

Herbert Freudenberger, der als Psychoanalytiker in einer Publikation von 1974 den Burnout-Begriff in die Psychologie einführte, hat den überhöhten Selbstanspruch als Hauptgrund für seine eigene Burnout-Entwicklung gesehen. Freudenberger arbeitete nach einem regulären Arbeitstag abends noch ehrenamtlich mit jugendlichen Drogenabhängigen und nahm in der Nacht oft noch an Besprechungen und Sitzungen teil. Er sagte von sich: »Je müder ich wurde, desto mehr trieb ich mich an.« Er erkannte aber auch bereits in seiner ersten Burnout-Publikation, dass kulturelle Idealvorstellungen und der Arbeitsdruck vonseiten der Arbeitgeber zur Burnout-Problematik beitragen und sich innere und äußere Antreiber gegenseitig hochschaukeln. Damit stellte er sich von Beginn an gegen eine Interpretation von Burnout als einen einfachen linearen Prozess.

Dennoch wird Burnout oft in mechanistischer Weise auf einen bloßen Energiemangel infolge zu starker Inanspruchnahme – gleich einer Batterie, die sich entladen hat – zurückgeführt. Dieses lineare Modell übersieht die innere und äußere Dynamik des Burnoutprozesses. Betroffene fühlen sich nicht nur erschöpft. Sie ringen auch mit ihrem Zustand. Sie fühlen sich nicht nur leer, sondern empfinden auch Überdruss. Eine rastlose Müdigkeit treibt sie um. Burnout ist kein Stillstand, sondern ein widerwillig erfahrener Unruhestand. Burnout-Betroffene wollen ihre Situation ändern, doch trägt neben Arbeitsdruck auch eine hilflos machende Berufs- und Lebenssituation zur Einschätzung bei, das eigene Leben nicht im Griff zu haben und existenzielle Probleme nicht lösen zu können. Es scheint dann für sie nur möglich zu sein, den eingeschlagenen Weg fortzusetzen, auch wenn er einem Hamsterrad gleicht.

Solche Entwicklungen sind keine Einzelfälle. Burnout hat sich in den letzten Jahren nach statistischen Angaben von Krankenversicherungen und repräsentativen Umfragen epidemisch ausgebreitet. So hat sich in Deutschland die Zahl der Krankentage und der Burnout-Fälle zwischen 1994 und 2013 mehr als verdoppelt. Über 10% der Fehlzeiten am Arbeitsplatz sind durch psychische Probleme, vor allem Burnout und Depression, bedingt. In der Schweiz hat ein Bundesamt (Seco) er-

Berufliche Überforderung: symptomatisch für unsere Gesellschaft

mittel, dass 25% der Arbeitnehmer das Gefühl haben, bei der Arbeit emotional verbraucht zu sein. Auch wenn solche Zahlen mit der nötigen Vorsicht zu interpretieren sind (und im Jahr 2014 auch ein leichter Rückgang der Burnout-Fälle bei den deutschen Krankversicherern zu beobachten ist), besteht kein Zweifel, dass sich heute viele Menschen gestresst und beruflich überfordert fühlen. Offenbar kommen immer mehr Menschen in der individualisierten Erfolgs- und Leistungsgesellschaft mit der ihnen abverlangten Situation nicht zurecht. Die Folge ist eine Demoralisierung, die nicht nur die Arbeitsleistung, sondern auch die Lebensqualität der Betroffenen mindert. Die Demoralisierung zeigt sich bei Betroffenen insbesondere in Empfindungen von Hilflosigkeit und Ohnmacht sowie in pessimistischer Einschätzung eigener Möglichkeiten.

Was ist zu tun?

Der gestresste Mensch will autonom sein

Die heutigen Lebens- und Arbeitsbedingungen sollten sowohl die Prävention von Burnout als auch einen hilfreichen Umgang mit anhaltender Erschöpfung berücksichtigen. Dabei darf weder das moderne Ideal der Selbstverwirklichung noch die neoliberale Tendenz der heutigen konkurrenzorientierten Marktwirtschaft übersehen werden. Beide treffen sich in der Annahme, dass Menschen selbstständig sind und sich selbst organisieren können. Folglich hat auch die Hilfe für Burnout-Betroffene diesen verbreiteten Autonomiegedanken einzubeziehen. Gefragt ist vor allem Selbsthilfe und damit Hilfe zur Selbsthilfe.

Allerdings wird Selbsthilfe, die dem Ideal der Selbstverwirklichung entspricht, mit einer härter werdenden Wirtschaftssituation konfrontiert, die ein höheres Ausmaß an Stabilität und innerer Sicherheit voraussetzt, um den heute gegebenen Anforderungen zu genügen. Selbsthilfe stößt dann an Grenzen, wenn Menschen infolge zunehmender Erschöpfung bereits emotional labilisiert und in ihrer Identität verunsichert sind. Zudem ist auch zu fragen, wie weit die Anpassung gefördert werden soll, wenn überfordernde Arbeitsverhältnisse und -strukturen vorliegen. Hier ist nicht nur Selbsthilfe im Sinne eines verbesserten Stressmanagements gefragt. Es ist auch eine Überprüfung der aktuellen Arbeitsbedingungen – idealerweise zusammen mit dem Arbeitgeber – angebracht.

Selbsthilfe: begrenzt möglich

Hilfreich kann ein Wandel der Wertvorstellungen von Burnout-Gefährdeten oder Burnout-Betroffenen sein, insbesondere wenn sie eine kritischere Einstellung zu den heute kulturell vorgegebenen Werten von Außenorientierung, Erfolg und Effizienz entwickeln können und dadurch etwas Abstand vom Leistungsdruck gewinnen. Wenn sie zudem mehr auf ihr eigenes Erleben achten – gleichsam der Seele Raum geben –, kann es ihnen gelingen, den eigenen »inneren Antreiber« wahrzunehmen und ihn infrage zu stellen.

Gesamtgesellschaftlich kann Burnout in der Spätmoderne als Hinweis darauf verstanden werden,
dass eine isoliert verstandene Selbstverwirklichung, die sich nicht um zwischenmenschliche
Bindungen sorgt und dadurch gemeinschaftsbezo-
gen abgefedert wird, an Grenzen stößt. Es ist wohl
an der Zeit, Burnout als Zeichen zu sehen, dass
die westliche Errungenschaft der Subjektivität und
Individualität einer Ergänzung bedarf. Eine solche
Einschätzung hat auch Einfluss auf die Hilfestel-
lung, die Burnout-Betroffene brauchen.

Stufenmodell einer Burnout-Therapie

Weil Burnout nach den heutigen Diagnosemanu-
alen keine Erkrankung ist, ist es eigentlich widersinnig, eine Therapie für Burnout vorzuschlagen.
In vielen Burnout-Ratgebern wird dies dennoch in
ganz unterschiedlicher Weise getan. Tatsächlich
geht Burnout mit Leiden einher, weshalb Burnout-
Betroffene auch Hilfe brauchen. Vor allem aber ist
Burnout ein Alarmzeichen. Es gilt den Burnout-
prozess möglichst zu unterbrechen, bevor er zur
Depression oder einer anderen psychiatrischen
Störung geführt hat.

In der Regel ist ein gestuftes und mehrschichti-
ges Vorgehen sinnvoll, wie es Toni Brühlmann
als anerkannter Experte von Burnout vorschlägt
(Brühlmann 2014). Zunächst geht es hauptsächlich darum, den übermäßigen und überfordernden »Distress« zugunsten eines gemäßigten und
herausfordernden Stresses abzubauen. Der erste

Schritt besteht im Erkennen und Ernstnehmen der individuellen Warnsignale. Dazu gehören Schlafstörungen, innere und äußere Unruhe, Schmerzen, physische Erschöpfung, Reizbarkeit, aber auch Energieverlust und zunehmender Überdruss. Günstig ist, wenn die in Arbeit und Leistung investierte Zeit reduziert werden kann und dafür Beziehungen und Freizeitaktivitäten vermehrt gepflegt werden. Günstig ist auch, wenn freie Zeit und neue Erholungsräume nicht wegen Unruhe aufgegeben oder reduziert, sondern durchgehalten werden. Hilfreich sind ferner körperorientierte Therapien und fälschlicherweise belächelte Wellnessangebote wie Entspannungsmassagen, Shiatsu, Yoga, Qi Gong, Atemtherapie oder Feldenkrais. Dadurch kann sich ein erschöpfter Mensch wieder besser spüren. Besonders hilfreich sind meditative Übungen wie Atemmeditation, da sie zur De-Zentrierung von Alltagsbelastungen beitragen.

Im zweiten Schritt gilt es, neben den äußeren Antreibern auch die inneren Antreiber zu erkennen und sie möglichst auf ein gesundes Maß zu reduzieren. Damit hat sich vor allem die kognitive Verhaltenstherapie befasst (eine Einführung dazu findet sich in Kapitel 6). Im Falle von Burnout geht es darum, automatisch auftretende Gedanken, die einen Menschen zu Höchstleistungen oder zu Perfektionismus auffordern, zu schwächen. Wenn beispielsweise jemand, der ängstlich ist, durch furchterregende Gedanken wie »Der Chef lehnt mich ab, wenn ich nicht top bin« in seinem Fleiß noch bestärkt wird und sich nicht traut, eine Pause ein-

Umdenken lernen

zulegen, trägt die kognitive Psychotherapie dazu bei, solche automatisch auftretenden Vorstellungen kritisch zu überprüfen und durch alternative Gedanken zu ersetzen, die dem inneren Antreiber keine Nahrung bieten.

Ursachen erkennen Einen anderen Ansatzpunkt haben die psychoanalytisch orientierten Psychotherapien. Sie helfen vor allem die biografisch begründeten inneren Antreiber zu minimieren, indem sie diese sogenannten »Distress-Produzenten« auf ihre Herkunft in der Kindheit zurückführen und damit relativieren. So kann ein überhöhtes oder narzisstisches Selbstideal, das seine Wurzeln beispielsweise in familiären Verwöhnungsstrukturen hat oder durch Kompensation beschämender und traumatisierender Erfahrungen in Familie und Schule entstanden ist, aufgedeckt und längerfristig vermindert werden. Dadurch verringert sich – mit der nötigen Geduld – auch der neurotische Leistungsdruck.

Psychopharmaka können helfen Wenn sich als Folge des Burnout-Prozesses bereits eine manifeste Depression entwickelt hat, bekommt die Therapie dieser Gemütsstörung Vorrang. Dann ist eine spezifische Depressionstherapie nötig (vgl. Kapitel 6). Was die medikamentöse Behandlung betrifft, sind bei depressiver Müdigkeit eher anregende Antidepressiva (die selektiv auf Serotonin und Noradrenalin einwirken) vorzuziehen. Allerdings wird auch bei diesen Antidepressiva eine substanzielle Rate an medikamentenbedingter Müdigkeit gefunden. Deshalb sucht man nach Alternativen. Heute werden vermehrt

Psychostimulantien (z. B. Ritalin) eingesetzt, die aber bei längerem Gebrauch einen Burnout-Prozess noch fördern können.

Gerade das Auftreten einer Depression als Stressfolge eines Burnout-Prozesses zeigt eindrücklich auf, dass ein depressives Geschehen nicht zufällig auftritt. Es bremst einen Menschen unwillkürlich aus, wenn die Erschöpfung übermäßig wird und eine weitere Eskalation unübersehbare Folgen für Körper und Seele hätte. Aber auch der depressive Bremsvorgang bringt den Menschen in eine existenzielle Grenzsituation, die außerordentlich belastend ist und gefährlich sein kann.

Brühlmann ist deshalb der Auffassung, dass es zu kurz greift, Burnout lediglich als Stressfolge zu sehen.

Burnout ist auch ein Sinnproblem

Burnout ist immer auch ein Verlust an Lebenssinn, d. h. eine Lebenssinnkrise. Betroffene äußern oft spontan, es mache keinen Sinn mehr, so weiter zu leben. (...) Wichtig ist es, die Sinnfrage aktiv aufzugreifen. Direkt angegangen werden kann sie durch die gemeinsame Reflektion, wie zukünftig der Lebenssinn nicht mehr nur im Berufserfolg liegen darf, sondern andere Lebensinhalte hinzukommen müssen. (...) Sinnverlust ruft auch vermehrt nach spirituellen oder religiösen Verwurzelungen. Durch Egotranszendierung (Ich-Überschreitung) wird eine einseitige Selbstbezogenheit – die heute verbreitete und überbetonte narzisstische Position – überwunden; man sieht sich wieder als Teil eines umgreifenden Ganzen.

Damit spricht Brühlmann die Sinndimension an. Sie fordert die heutige Psychiatrie und Psychotherapie besonders heraus.

Anhang

Ausgewählte Literatur

Ahola K. et al, 2005: The relationship between job-related burnout and depressive disorders. J. Affect. Disord. 88:55-62

American Psychiatric Association, 2000: Practice Guideline for the Treatment of Patients with Major Depressive Disorder. 2nd ed.

Beck A T, Rush A J, Shaw B F, Emery G, 2010: Kognitive Therapie der Depression. 4. Aufl., Weinheim: Beltz

Böker H, Hell D (Hg), 2002: Therapie der affektiven Störungen. Psychosoziale und neurobiologische Perspektiven. Stuttgart: Schattauer

Brühlmann T., 2013: Burnout – Stressverarbeitungsstörung und Lebenskrise. Schmerz, 27, 521-533

Burisch M., 2010: Das Burnout-Syndrom, Berlin: Springer

DGPPN; 2009: S 3-Leitlinie/NVL. Unipolare Depression. www.depression. Versogungsleitlinien.de

Ehrenberg A, 2004: Das erschöpfte Selbst. Frankfurt a.M.: Campus

Guardini R, 2003: Vom Sinn der Schwermut. 8. Aufl., Mainz: M. Grünewald Topos Taschenbücher

Haubl R, 2005: Sozialpsychologie der Depression. In: Leuzinger-Bohleber M, Hau St, Deserno H (Hg): Depression – Pluralismus und Forschung. Göttingen: Vandenhoeck & Ruprecht

Hautzinger M, 1998: Depression. Göttingen: Hogrefe

Hell D, 2005: Aufschwung für die Seele. Wege innerer Befreiung. Freiburg: Herder spektrum 5572

Hell D, 2010: Die Sprache der Seele verstehen. Die Wüstenväter als Therapeuten. 10. Aufl., Freiburg: Herder spektrum 5191

Hell D, 2014: Welchen Sinn macht Depression? 17. Aufl., Reinbek bei Hamburg: Rowohlt Taschenbuch Verlag

Hell D, 2007: Seelenhunger. Vom Sinn der Gefühle. Freiburg: Herder spektrum 5826

Hell D.,2013: Depression als Störung des Gleichgewichts. 2. Aufl., Stuttgart: Kohlhammer

Hell D, 2015: Müdigkeit und Depression. Swiss Medical Forum 15(17): 387-390

Hillert A, Marwitz M, 2006: Die Burnout Epidemie – oder brennt die Leistungsgesellschaft aus? München: C. H. Beck

Kirsch I, 2011: The Emperor's New Drugs – Exploding the Antidepressant Myth. New York: Basic Books Klibanski R, Panofsky E, Saxl F, 1992: Saturn und Melancholie. Frankfurt a. M.: Suhrkamp

Kühner C, 2006: Frauen. In: Stoppe G, Bramesfeld A, Schwartz F-W (Hg): Volkskrankheit Depression? Berlin-Heidelberg: Springer

Leuzinger-Bohleber M, Hau St, Deserno H (Hg), 2005: Depression – Pluralismus in Praxis und Forschung. Göttingen: Vandenhoeck & Ruprecht

Lyssy R, 2001: Swiss Paradise. Ein autobiographischer Bericht. Zürich: Rüffer & Rub

Marneros A (Hg), 2004: Das neue Handbuch der bipolaren und depressiven Erkrankungen. Stuttgart: Thieme

McCullough J P Jr, 2003: Treatment for Chronic Depression. New York-London: The Guilford Press

Mettner M. und Jung J. (Hg), 2015: Das eigene Leben – Jemand sein dürfen statt etwas sein müssen. Zürich: Neue Zürcher Zeitung Verlag

Naef A, 2003: Nachtgängers Logik. Frankfurt a.M.: Suhrkamp

Noelen-Hoeksema S, 1993: Sex differences in depression. Stanford, CA: Stanford University Press

Nuber U, 2006: Depression. Die verkannte Krankheit. München. Dtv

Schramm E (Hg), 2005: Interpersonelle Psychotherapie bei Depressionen und anderen psychischen Störungen. 3. Aufl., Stuttgart: Schattauer

Solomon A, 2001: Saturns Schatten. Die dunklen Welten der Depression. Frankfurt a.M.: Fischer

Stassen H H, Angst J, 2002: Wirkung und Wirkungseintritt in der Antidepressiva-Behandlung. In: Böker H, Hell D (Hg): Therapie der affektiven Störungen. Stuttgart: Schattauer

Stoppe G, Bramesfeld A, Schwartz F-W (Hg), 2006: Volkskrankheit Depression? Berlin-Heidelberg: Springer

WHO/Dilling H et al (Hg), 2009: Internationale Klassifikation psychischer Störungen: ICE-10 Kapitel V (F). 7. Aufl., Bern: Huber

Wirz-Justice A, 2002: Lichttherapie. In: Gaebel W, Müller-Spahn F (Hg): Diagnostik und Therapie psychischer Störungen. Stuttgart: Kohlhammer

Wolfersdorf M, 2006: Suizidalität. In: Stoppe G, Bramesfeld A, Schwartz F-W (Hg): Volkskrankheit Depression? Berlin-Heidelberg: Springer

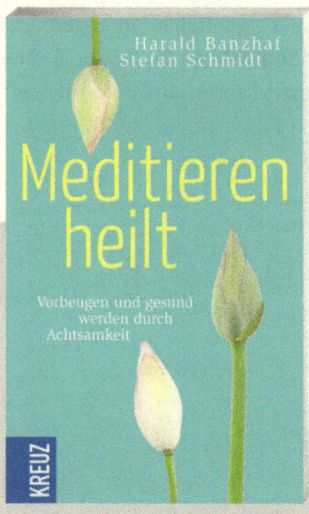
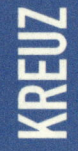

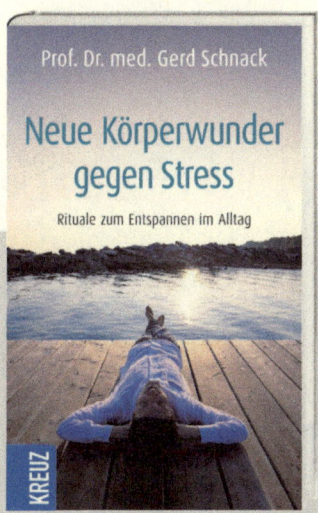
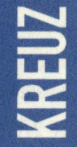

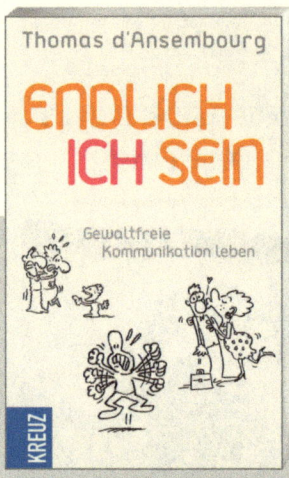
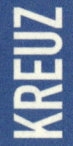